若返りたけりゃ
「常識」とかかわるな

50歳から わけあって 若返りました

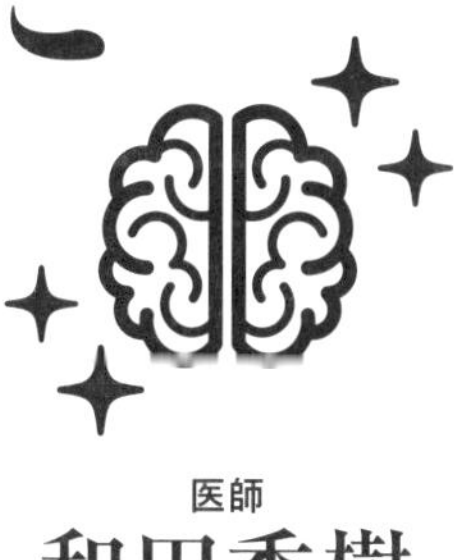

医師
和田秀樹
Wada hideki

講談社

はじめに

思考や行動の若々しさも見た目の若々しさも「前頭葉《ぜんとうよう》」が左右する

同じ年齢であっても、驚くほど若々しく見える人もいれば、ずいぶん老け込んで見える人もいます。

たとえば20歳の若者なら、おおむねみな同じくらいの年格好に見えます。若いうちは、多少の個人差はあっても、見た目の年齢にそう違いはありません。それが年齢をかさねるにつれて、若々しく見える人とそうでない人の差がだんだん広がっていきます。

その違いがはっきりと出るのが50代です。いつもハツラツとして万年青年と呼びたくなる人がいる一方で、どこかのご隠居さんですかと言いたくなるような人もいて、そうした中年のバリエーションは大学や高校の同窓会に出てみるとよく実感できるはずです。歳月はかくも違いをつくりだすものかと思う人も多いでしょう。

しかし、人の姿かたちも天然の造形物のうちだから、ひどく年寄りじみた人を見て、神様も酷なことをなさるナと思うのは、まちがっています。生まれたての赤ん坊ならともかく、50年も生きてきた人がそなえる印象は、その人自身がつくりあげたものだといえるからです。若々しく見える人は若々しく生きてきた人であり、ジジくさく見える人はそのように生きてきた人と言わなくてはなりません。

では、若々しく見える人とそうでない人の違いは何か。それを求めていくと、脳のある部位に行き着きます。私たちの思考や創造性、意欲、感情など高度な知的活動を司っている前頭葉《ぜんとうよう》がそれです。年をとっても若々しくいられるには、この前頭葉が活発に働くかどうかにかかっています。思考や行動の若々しさも、見た目の若々しさも、じつはこの前頭葉がつくりだしています。

ただし、ここでひとつ問題があります。それは私たちの脳が前頭葉から老化を始めることです。たとえば計算や知能テストなどで使う頭頂葉は60代以降になって機能が低下しはじめ、記憶を司る海馬の萎縮が目立ちはじめるのは70代以降です。これに対して前頭葉は画像診断でも40~50代で縮んでいくのが見えるようになります。放っておくと働き盛りのうちに働きが鈍くなるのが前頭葉です。その前頭葉をいつまでも元気に保てるか。これこそが若々しさを保つ最大の秘訣というわけです。

前頭葉の老化を放っておくと、身体も脳も、見た目も加速度的に老化する

では、前頭葉を衰えさせないために大切なことは何でしょうか。筋肉を衰えさせないためにはトレーニングを欠かさないことですが、最近は前頭葉を鍛える「脳トレアプリ」などもいろいろと出回っています。しかし、こうしたものを試すよりも、もっと効果的に前頭葉機能を高める方法があります。

それは日常生活のなかで実際に前頭葉をよく使うように心がけて行動することです。この「実践トレーニング」にまさる方法はありません。前頭葉はクリエイティビティや新奇なものへの対応能力を司っているため、前頭葉を鍛えることで思考や発想が柔軟になり、考え方が若々しくなります。前頭葉機能が上がれば意欲が高まるため、脳や体をもっと積極的に使うようになり、さらなる若返りにつながります。

この前頭葉がもたらすプラスの循環を生み出すために、前頭葉を使った生き方を説いたのが本書です。

前頭葉を使った生き方のメリットは若返りだけではありません。本文中にも書いていますが、じつは日本人で前頭葉をきちんと使った生き方をしている人はけっして多くないのです。自分の頭で考えようとせず、世間の論潮に流され、知識や情報は豊富でも、それを

加工して何かを生み出す能力にとぼしい。年相応の考え方と服装をして、そこから踏み出そうとせず、決まりきった日常のなかで定番とされるものに、このうえない信頼と安心を見いだす。

こういうタイプが多数を占める日本社会のなかで、前頭葉をフルに活用した生き方は個性的で、ある意味異端です。しかし、それだけに周囲からユニークな面白いやつだと思われ、似たような同類が集まってきて愉快な遊び仲間ができやすい。そういう楽しさがあります。つまり、元気な前頭葉は人生を豊かにしてくれるわけです。

残りの人生を楽しむのは定年になってからと考えている人は多いと思いますが、この考えには賛成できません。老化しやすい前頭葉は、定年を迎えた60代半ばにはすっかり低下し、楽しめるものも楽しめなくなっている可能性があるからです。

人生を楽しむなら、今から始めるべきです。40代から縮みはじめる前頭葉ですが、50代なら間に合います。まだ柔軟性を保っているうちに、前頭葉を衰えさせない生き方にチェンジすることをお勧めします。

平均寿命が延びて「人生百年時代」といわれるようになりました。そんな時代に50代で若さを失ってしまっては、長い残り人生をしょぼくれたまま過ごさなくてはなりません。人生百年を実り多いものとするためにも、50歳を機にぜひ若返りを図りましょう。

目次

2章

「お決まり」行動を止めてみる

最初から正解を求めるな。50歳からは、「脱・定番！」

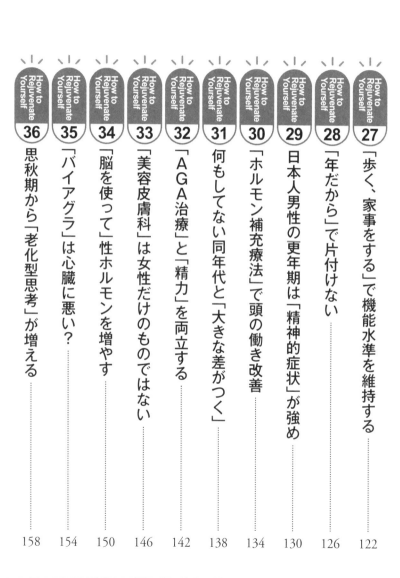

取材・文／武内孝夫
デザイン／オスズデザイン
撮影／日下部真紀（講談社）

1章

好奇心は年齢と共にしぼんで行く

人は感情から「老化する」

意欲や創造力、感情を司る前頭葉。人生経験を積むことで、思考や判断力が高まっていく反面、前頭葉を使わなくなりがちです。前頭葉の若い人は、おしなべて見た目も若々しく、前頭葉の老けた人は地味で目立たない傾向がうかがえます。これは前頭葉のありようが外見に反映されるためです。

How to Rejuvenate Yourself

1

「元賢かった人」になっていないか？

40〜50代に伸びる人は前頭葉を使っている

「はじめに」で、私たちの前頭葉は40代から画像診断上は縮みはじめ、50代になると、さらにそれが顕著になると述べました。しかし誤解していただきたくないのは、中年以降、前頭葉が縮むからといって、脳力が低下するわけではないということです。

前頭葉が縮むのは脳の神経細胞が減少するためですが、神経細胞の数だけなら、生まれたばかりの赤ん坊がいちばんたくさんもっています。ですが、赤ん坊はまだ脳力が発達しておらず、その後、さまざまな教育を受けて賢くなってゆきます。つまり、神経細胞の数と脳力は相関しないということです。では、何が脳力を高めるかというと、脳をよく使うこと。基本的に脳をよく使っている人ほど脳力が高く、使わない人はそうではない。したがって、問題は神経細胞が減ることではなく、脳を使わないことなのです。

それともうひとつ、脳は社会生活を送るなかで、キャリアとともによく使われる部位が異なってくることを知る必要があります。社会人になると、何はさておき、仕事を覚えなくてはなりません。販売なら商品知識が不可欠であり、経理などの管理部門でもそれぞれの業務遂行に専門知識が欠かせない。とくに20代は知識の吸収を求められますが、これには前頭葉はあまり必要とされません。知識の吸収を行うのは、もっぱら側頭葉だからです。

これに対して、斬新なアイデアを出したり、意欲的に部下を引っぱってリーダーシップを発揮するのに必要なのが前頭葉です。

側頭葉は言語や記憶、聴覚などを司り、前頭葉は思考や意欲、感情、性格、理性などを司っています。さらに前頭葉の後方にある頭頂葉は、知覚や感覚、空間、時間などの認識を司っています。ちなみに数字をマス目に埋めるゲームの数独（ナンプレ）は脳トレに有効といわれていますが、このゲームの特性から、とくに頭頂葉をよく使うと考えられます。

このようにそれぞれに役割をもった脳の部位のなかで、前頭葉は意欲や創造性といった重要な役割を担っているわけですが、通常、職場においてこれらの能力が期待されるのは、ある程度のキャリアを積んだ40代以降でしょう。つまり、40代、50代になって伸びる人と伸びない人の違いは、すなわち前頭葉機能の違いであるといえるわけです。

前頭葉が衰えると世の中の流れについていけない

残念なことに日本では圧倒的に前頭葉を使っていない人が多い。とくに日本でインテリと呼ばれる人に多いのが、前頭葉を使わなくなった「元賢かった人」です。

日本人はどうかすると、日本の科学技術力の指標としてノーベル賞受賞者の数をあげ、中国や韓国は日本の足元にもおよばないと思いがちです。しかし、これは非常に愚かな考えといわざるをえません。なぜなら、ノーベル賞は通常、その時点から20～30年前の業績に対して与えられる栄誉だからです。そこがオリンピックとの大きな違いで、オリンピックはスポーツ競技において、つねにその時点の世界一を決める大会です。

ところが、おおむね数十年前になされた業績に対して与えられるノーベル賞は、その数をもって、いま現在の科学技術レベルの高さの裏付けにはなりえません。たしかに数十年前なら日本の科学技術は中国を大きく上回っていたでしょう。しかし現在では日本は論文の数でも中国に完全に負けていますし、韓国にも抜かれてしまいました。

要するにノーベル賞受賞者も東大名誉教授も「元賢かった人」の称号に過ぎず、さらに現役の東大教授も同様です。私の知るかぎり、東大教授など、じつのところ教授になってからろくに勉強をしていない人が大半ですから、彼らもまた「元賢かった人」の部類です。

そもそも世の中はつねに進歩して変わっていくのですから、個人も進歩し続けなければ時代から取り残されるのは当然。常識と思われていたものが時代とともに否定される例は珍しくありませんが、医学の常識などまさにそうです。たとえば1980年代、乳がんは、「乳房全摘」が世間の常識でした。ところが、アメリカで行われた大規模調査（比較試験）の結果、乳房を温存しても、5年生存率はまったく変わらないことがわかりました。そこで「乳房温存療法」が乳がんの標準治療となったわけです。しかし、日本で標準治療として認められたのは「元賢い」医学部教授たちの権威のせいで、15年も遅れてのことでした。医学に限らずこうした事例は世間にいくらでもありますが、問題は前頭葉が衰えると世の中の進歩や変化を受け入れられなくなることです。かつて優秀だった学者が、加齢とともに新しい理論や自分とは異なる学説を受け入れられなくなってしまう。

かつて輝いていた人がこういうふうになるのは残念というほかありませんが、過去の栄光にしがみついているだけでは、これは必然的な結果でしょう。年齢をかさねても輝きを失わない人は、つねに自己修正を怠らないものです。現実を直視し、改めるべきは改めて自身の修正を図っていきます。

50代はその修正が効く年代です。それができれば80歳になっても輝きを失うことはないでしょう。そして、それが可能かどうかの鍵を握っているのが前頭葉の働きなのです。

How to Rejuvenate Yourself

2

「物知り＝賢い」ではない

自説を絶対に曲げない人は「前頭葉」が弱っている

じつは人間にはもともと一種の自己修正機能が備わっています。メタ認知と呼ばれるもので、自分自身の思考や行動を客観的にとらえて認知しようとすることです。いわばセルフチェック機能であり、これがきちんと働いている人は、自己修正ができるわけです。

しかし、このメタ認知は前頭葉の働きに含まれると考えられているので、前頭葉が衰えると必然的にこのセルフチェック機能も低下することになります。

世の中には自説を絶対に曲げない人や自分の考えにまったく疑いを持たない人がいますが、こういう人に接すると、私は「ああ、前頭葉がだいぶ弱っておられるな」と思ってしまいます。困ったことに、こういう人に限って知識はありますから、こちらが相手の意見に対して疑問をはさむと、蓄えた知識を総動員して反論してきます。けれども、このタイプはえてして知識をアップデートすることには熱心ではありません。かつて自分が教わった知識が正しいと信じ、そこから動こうとしないのです。

こういう頑《かたく》なな知識詰め込み型は、一見知的なようでいて、実際は賢いとはいえません。世間では知識豊富な物知りは賢いと思われ、尊敬の対象になりますが、注意すべきは、たんなる物知りは、イコール「賢い人」ではないということです。

脳の引き出しのなかに多くの知識を蓄えていて、必要に応じてそれを持ち出して提示する。その限りにおいては、前頭葉はあまり使われていません。

知識を蓄えただけの人が賢くないのは、テレビの討論番組を見ていてもよくわかります。たとえば、どうすれば日本経済はよくなるかというテーマで、専門外の人がこうすればいいのではないかと提案する。すると、専門家である経済学者は、経済理論を持ち出して論破してみせ、話にならないと否定する。そこだけを見れば経済学者に軍配が上がります。しかし、経済理論に長けた専門家が長年にわたって政府に助言してきたにもかかわらず、日本経済はこの30年間低迷したままであることについて経済学者はどう説明するのか。

現実の経済は経済理論どおりにはいかないという当たり前のことに、多くの専門家が気づいていないわけです。これではとうてい賢いとはいえないでしょう。

1つの方法に固執せず、別の方法も試してみる

では、経済理論どおりにいかないのであれば、どうすればいいか。答えは簡単で、別の方法を試みることです。AがダメならBを試してみる。いたって当然のことですが、じつはこの当たり前のことができない人は少なくないのです。

私はこれまで受験生向けの勉強法を説いた本を書くなど受験指導を手がけてきましたが、優秀な受験生か、そうでないかの違いは、ひとつしかないと思っています。それは、この勉強法がだめなら、別のやり方を試してみる。それができるのが優秀な受験生だということです。

東大合格者にも優秀なのと、そうでないのがいますが、後者によくみられるのが塾や学校の先生の言うとおりに勉強してきたタイプです。こういう学生はだいたい頭が固い人が多く、将来官僚にはなっても、起業してやろうなどとは考えないタイプといえます。

塾の先生の言いなりがだめなら、和田式受験勉強法ならいいかというと、それも違います。和田式受験勉強法をやって失敗するのはどういう受験生かというと、ひたすら私の勉強法だけをそのとおりにやった受験生です。彼らに足りなかったのは、努力や勉強時間ではなく、うまくいかなかった際に別の方法を試してみようという発想です。

この発想が足りないのは受験生だけではなく、その親も同様です。せっせと有名塾に通わせたのに志望校に合格できなかった。あいつの成績が伸びなかったのは、オレの頭に似たせいかも……。こんなふうに自分のDNAを恨むよりも、成績が伸びなかったのは、通った塾の指導法と合わなかったためではないか、と考えるべきです。A塾に通って結果が出ないのなら、B塾に変えてみる。

親も子も、こういう当たり前の発想ができない。私が受験勉強を通じて身につけてほしい最大のもの。それは「試す習慣」です。

なぜ、これがダメならあれはどうかと試すことができないかというと、日本の学校教育では試す習慣が身につかないからです。たしかに義務教育のうちは試行錯誤をさせるよりも、頭にたたき込む教育も必要でしょう。ところが日本の場合、大学でも試して学ぶという教育がなされていません。日本の大学では、教授の言うことが「正解」だからです。

そういう教育を受けて社会に出た人は、困ったことに自分を頭がいいと思っている人ほど、インプットされた答えが正解と信じて疑いません。そのため、別の答えがあるかもしれないという発想はなく、何かを試そうとしない。これでは前頭葉は衰えるばかりです。

くりかえしますが、賢さとは知識の量ではなく、これがダメなら次はあれをと試すこと。それによって、あなたの前頭葉は活発に働くようになるはずです。

How to Rejuvenate Yourself

3 知識の「加工能力」が求められる

知識だけなら、スマホで十分

物知りは周囲から賢いと思われ、尊敬されると述べましたが、いまではその価値は昔にくらべてかなり低下しています。なぜなら今日、知識や情報はスマートフォンやパソコンでいくらでも簡単に集められるようになったからです。

いかに博識を誇る人でも、スマホにはかないません。ネット社会がつくりあげた情報収集の簡便化が物知りの価値を下げてしまったわけです。ですから、単に知識が豊富というだけでは、周囲から一目置かれたとしても、それ以上のものにはなりません。せいぜいテレビのクイズ番組でチャンピオンになり、かりそめの称賛を集めるくらいのものです。

そうしたクイズ番組によく出て、一流大学を卒業した知識や学力を売りにしている芸人がいますが、残念なことに、この方の本業であるお笑いはまったく面白くない。

せっかくクイズ王になるくらいの豊富な知識があるのだから、それを本業である笑いの分野に活用できないのかなと思ってしまいます。

「クイズ芸人」というのは豊富な知識によって築いた独自のスタンスで、誰にでも真似のできるものではないでしょう。ですが、クイズでは蓄えた知識の断片を引き出しているにすぎません。

知識そのものの価値が低下している現在、私たちに求められているのは知識の「加工能力」です。

蓄えた知識や仕入れた情報を組み合わせたり比較したりして、オリジナルの考えやアイデアを生みだす。素材を加工して新しい製品をつくり出すように、知識も加工することでオリジナルの考えを生み出すことができます。そうやって知識を生かすことができるかどうか。それが問われる時代になっているわけです。

誰でも簡単に知識や情報を仕入れることができるネット社会は、知識共有社会と言い換えることができます。スマホ1台あれば、みんな同じ知識を得ることができるのですから、あとはその知識をどう加工してオリジナリティを発揮するか。それができる人こそが価値をもつわけです。

ただの「受け売り」では前頭葉は使われない

知識を吸収するよりも、知識を加工して活用するほうが遥かに前頭葉を使いますが、この知識の加工は、創造性を要するような高度なビジネスシーンで発揮されるばかりではありません。気のおけない友人や知人との会話でもおおいに発揮すべきです。前頭葉を活性化する知識の加工は、日常のおしゃべりを通してもできることであり、つまり、雑談によって加工能力を養うことができるのです。

たとえば歴史好きの人は、ある歴史上の出来事や人物について、一般的にはこう思われているけれども、実際はこうだったんだよと、あまり知られていない真相や秘話を披露するのが好きです。いわゆる歴史オタクと呼ばれる人たちは、知識の吸収と蓄積にきわめて熱心です。ただし、彼らが得意げに語る真相や秘話は、多くの歴史書を読んで得た知識ですから、それを蓄えて披露するだけでは、ただの受け売りにすぎず、前頭葉は使われていません。そこで、ある史実と、ある史実を結びつけて、そのことからこういう可能性がある、こんな解釈ができるのではないかと自分なりの見方をつくりあげて聞いてもらう。これが知識の加工です。

一方、いつも歴史好きの友人から話を聞かされている人も、素人の強みで、それはこういうことじゃないかと大胆な見方をぶつけてみる。それによって双方、ああだ、こうだと盛り上がっているとき、前頭葉は活発に働いているはずです。

前頭葉を働かせるコツのひとつは、このようにしてつねに「定説を覆《くつがえ》す」ように頭を使うことですが、それはたとえば経済について語るときも同様です。

減税をすれば景気がよくなるというのが経済学の教えですが、そう聞くと、私などは横から口をはさみたくなります。そう言うけれど、かつての高度経済成長期、日本は税金が高かったではないか。当時、中小企業の経営者は「どうせ税金にもっていかれるくらいだったら、高い買い物をしたほうがいい」と、こぞって高級外車を買ったりしていたぞ。つまり、むしろ税金が高いほうが経費にお金を使うようになり、消費も進む。だから景気がよくなるのではないか、と私は思うわけです。

これが本当に正しいかどうかはわかりません。ただ、まだ試していないので間違っているかどうかもわからないのです。定説を語って満足している人（すなわち前頭葉を使っていない人）がいたら、本当にそうですか、そう理屈どおりにはいかないかもしれませんよと、具体的な事例をあげて異を唱えてみることです。

前頭葉を使っていない人の話に、御説ごもっともと、うなずいているだけでは、こちらの前頭葉も働いていません。

How to Rejuvenate Yourself

4 「イエスマン」は50代以降、前頭葉が退化する

日本の教育システムが前頭葉を衰えさせる

こういう国際比較のデータはありませんが、もし日本人と欧米人の前頭葉をくらべたら、まずまちがいなく日本人の前頭葉は衰えているはずです。なぜ自信をもってそう言えるかというと、日本では前頭葉が鍛えられるような教育をしていないからですが、もっと言えば、むしろ前頭葉を使わない人のほうが好ましいとされているのが日本社会だからです。

それは日本の大学で行われている面接試験の実情をみてもわかります。大学院の入試では通常、筆記試験や小論文のほかに面接が行われますが、これによって教授に楯突くような学生はシャットアウトされてしまいます。その結果、教授にとって無難で扱いやすい学生ばかりが集められるわけです。欧米の大学でも面接試験が行われていますが、イェール

やハーバードなどの一流大学では、教授は面接しません。また、アドミッションオフィスの面接のプロは教授に反論をふっかけるような学生を選ぼうとします。そのほうが学問も進歩するし、彼らが研究者として将来有望であると判断されるからです。

ところが日本の大学では、面接によって、おとなしい学生ばかりを選ぶ。そのため、学生も教授に楯突くなどとんでもないと、教授におもねるようになってしまう。

そもそもなぜ筆記試験のほかに面接試験をするかというと、筆記試験だけでは計れない魅力をもった若者を見つけるためです。少なくとも欧米の大学ではそうした趣旨で面接がおこなわれています。それを日本では形だけ真似て、その精神を学ぼうとしません。かくして日本の大学の研究室は、教授の機嫌をそこねないように腐心する人たちの集まりになり、そんなころに長年いたら前頭葉が衰えるのは当然です。実際、面接が行われるようになって学生運動が死語になりました。

たまたま大学の例をあげましたが、おそらく一般の職場でも似たようなものでしょう。要するに日本人の前頭葉が弱いのは、学生時代も社会に出てからも、それが鍛えられる機会が与えられてこなかったからです。若いうちから事の善悪の是非に関わらず、他人の言動に逆らわらずに賛成するイエスマンであることを求める日本社会では、50歳になるころには前頭葉がすっかり退化しているのではないかと心配になります。

人生の終盤で勝つのは、人間的魅力がある人

しかも、いまの50代は社会に出たとたんにバブルがはじけた世代です。売り手市場が一転、買い手市場に変わり、ボーナスは激減し、リストラにおびえるようになりました。

その後、90年代後半から2000年代初めにかけてITバブルが起き、これにより1パーセントの勝ち組と、99パーセントの負け組に分かれる社会になります。そうしたなかで人々はせめて中流にしがみつこうとするようになりますが、これは言い換えると、夢が描けなくなった時代になったことを意味します。

夢を描くことは前頭葉を活性化させますが、それができない時代になり、ますます前頭葉を衰えさせる社会になったわけです。

学歴社会というのは、ある意味、夢を描くことのできる社会です。戦前の世襲制では出世できるかどうかは生まれたときに決まっていましたが、戦後、実力のある者が出世できるようになり、学歴はその有力な切符になると考えられたからです。しかし、やがてそれは幻想にすぎなかったことに人々は気づくようになります。

戦後、一代で築かれて成長した会社では、こぞって一流大学出の人材を欲しがりましたが、彼らが経営トップにのぼりつめることはあまりありませんでした。後継者は創業者の

息子と決まっており、その補佐役として一流大学出が求められたからです。つまり、いつのまにか日本は世襲社会に戻ってしまったのですが、それは今の政界をみても納得できるはずです。

結局、アメリカのような競争社会にならなかった日本は、バブル崩壊とともに夢を描くこともままならなくなり、「勝ち組」「負け組」という嫌な言葉が定着するようになります。

一般に勝ち組と負け組を分けるのは社会的地位や収入の額だと思われていますが、私は本当にそうだろうかと思います。というのは、かつて高齢者専門の総合病院に勤務していたとき、さまざまな高齢者の晩年の姿をじかに見ているからです。地位も財産もある元社長や元大学教授などで、まったく見舞い客が訪ねてこない人がいました。

そうかと思えば、見舞い客が絶えず、いかにもたくさんの人から慕われているんだなと思わせる人もいました。

現役を退き、地位や名誉がなくなっても多くの人をひきつけるのは、その人物に人間的な魅力がそなわっているからです。老いてなお人をひきつける魅力。それは人柄だったり、話題の面白さ、ユーモアだったり、いろいろでしょう。つまり、長い人生の終盤でまた別の「勝ち組」が存在しているわけですが、そこには前頭葉の機能が少なからず関わっているはずです。

How to Rejuvenate Yourself 5

お金を使わないと老化する

「自分へのご褒美」で前頭葉を刺激する

前頭葉を鍛えるのにおすすめなのは「お金を使う」こと。

じつはお金を使うときには、前頭葉がかなり刺激されています。

考えてみると、「お金を稼ぐ」という行為は、ルーティンワークの要素が強く、サラリーマンだったら、日々の仕事をこなしていけば毎月の給料がもらえます。株や為替で稼いでいる人だって、投資先は変わっても、やることは大体決まっているはず。

しかし「お金を使う」ということになると、何を買うか、どこで買うか、どの商品がいいかなど真剣に考えます。

ちょっと高い買い物をしたときなど、アドレナリンが放出されてガッと気分が上がり、

「よし！　明日からも頑張ろう」と意欲が湧いてくるはず。

これが前頭葉が刺激されている証拠。つまり、いつも買っているものや、感動の少ない安いものを買うより、普段は躊躇《ちゅうちょ》する少々高いものを買うときの方が、前頭葉への刺激は大きくなる。

お金を使うときには、外に出て活動的になるというのも、前頭葉にとっていい刺激を与えてくれる。しかも、買い物というワクワク感は、脳にとって栄養になる。

でも、それほど贅沢はできないなという人もいるでしょう。そういうときには、自分が好きなラーメンや、B級グルメの食べ歩きはどうだろう。お酒もワインに本格的に凝りだすと、とんでもないお金が消えていきますが、日本酒であれば、高級品でもせいぜい1升3万円くらい。通常は5000円も出せば、かなりいいのが買える。

要するに少し頭を働かせれば、お金をひねり出したり、お金のかからない楽しみを見つけることができるということ。

そうやって自分ができる所で前頭葉を刺激していくことが何より大切。

あまり浪費ばかりするのは考えものですが、未来の心配ばかりせずに、多少おおらかな気持ちで自分のためにお金を使うことも、前頭葉を喜ばせる意味で大切と言えます。女性がよくやっている「自分へのご褒美」を男性もぜひ取り入れることをお勧めしたい。

高額医療制度で医療費負担は抑えられる

50代といえば、マイホームのローンや子どもの教育費など、あれこれ出費の多い世代。一方で給料は増えず、家計のやりくりに苦労している世帯も多いでしょう。しかし、それを承知でぜひ申し上げたいことがあります。

お金がないと嘆いている人も、考え方を変えれば、じつは使えるお金があることに気づきます。先年、老後資金2000万円が必要だとして話題になりましたが、もちろんそんなにお金は必要ありません。それに収入は減るものの、仕事を選ばなければ今は70歳くらいまで働けるようになりました。

いずれ高級な介護付有料老人ホームに入居するつもりなら何千万円も必要ですが、公共機関や社会福祉法人が運営する特別養護老人ホーム（特養）であれば入居一時金は不要。月額費用は要介護度や居室のタイプによって異なるものの、およそ10〜15万円くらい。これなら国民年金や会社員や公務員が加入する厚生年金と合わせれば支払うことができます。

ただし、特養は入居希望者が多いため、入所待ち期間は平均2〜3年といわれています。特養の入居要件は要介護度3以上ですが、いよいよ働けなくなって介護を必要とするようになってから入居するまでの待ち期間である数年間を過ごすお金。そのうち年金では足りないものが実質的に必要な老後資金です。

大病をわずらったら医療費がかさむと心配する人もいるでしょう。でも、日本には高額医療費制度があり、これを利用すれば医療費負担はかなり抑えられます。70歳未満なら医療費の自己負担額は3割ですが、その自己負担額が高額になった場合、上限額をもうけることで負担額が抑えられる制度です。その上限額は年齢や所得によって異なりますが、ざっくりと自己負担額何十万円に対して何万円かくらいになります。

ですから、医療費についてもそう心配するにはおよびません。それでも、なるべく年金だけで生活して、退職金には手をつけずに残しておくという人がいます。そうまでしてお金を大切にするのは、自分のためではなく、子や孫に残そうと考えるからでしょう。

しかし、これには賛同しかねます。自分のお金は自分のために使うべきです。子どもに残したばかりに、遺産争いを引き起こすこともあるでしょう。私は以前から相続税を100%にすべしと言っていますが、そうすれば高齢者は蓄えたお金をどんどん使うようになる。その結果、日本経済は潤い、醜い遺産争いもなくなります。

こういう話をすると、そんなことをした国は例がないと批判を受けますが、ないからこそ試す価値があるのです。それに、要介護になって、たくさんお金をもっていても使いようがありません。お金は元気なうちに自分の楽しみのために使ってこそ値打ちがあります。

How to Rejuvenate Yourself

6 お金は幸福感を味わいながら得る

定年後は満足度の高い仕事で資金を増やす

定年後、起業して成功し、お金がたくさん入ってくるようになればそれに越したことはありません。でも、お金は暮らしていけるだけあればいいので、それよりも老後の生きがいを充実させたいという人も多いでしょう。

そうした希望をかなえるには、誰かに必要とされることを実感できる仕事にかぎります。それによってお金では得られない幸福感を味わうことができるからです。たとえば介護の仕事がそうです。

介護職のいいところは、まず需要が多いこと。ニュースでも介護現場の人手不足がよく伝えられています。とくに体力を要する仕事のうえ、男性スタッフは歓迎されます。また、認知症の男性が、女性スタッフのお尻にタッチしたりするので、男性介護者のほうがいいという事情もあります。同じ介護職でも事業所によって差はありますが、ボーナス含めて平均年収は430万円ほど。非正規雇用だとそれ以下ですから、けっして多いとはいえませんが、年金をもらいながら得る収入と思えば悪くありません。

老後資金2000万円を確保したいのなら、年金だけで暮らして介護職を7年ほど続ければ2000万円貯蓄を達成できる計算になりますし、最近は70歳以上の介護職も増えています。元気であれば75歳くらいまでできる仕事だと思います。そのうえ、なくなる仕事ではありませんから、その点も安心です。なによりも介護は人を助ける仕事ですから喜ばれ、いずれ自分が施される側になったときの勉強にもなります。

収入にこだわらなければ、趣味と実益を兼ねた仕事もあるはずです。

たとえばクルマ好きの人なら高級住宅街にある「バレーパーキング」サービスをしているお店の駐車場スタッフになるのもお勧め。これは、係員がお客様の車を預かり駐車サービスを行うもので、憧れの高級外車にじかにふれる機会が増えます。同じ駐車場管理の仕事をするなら、クルマ好きには張り合いがあるというものです。

このように年金や退職金が入るおかげで、定年後の仕事は楽しみや生きがいを兼ねた、比較的ゆとりをもったものにすることができるというわけです。

自分の将来に有利な資格を調べてみる

その生きがいが仕事のステップアップによってさらに膨らむのであれば、資格の取得をめざすことです。

たとえば介護だけでも多くの資格がありますが、いちばん初歩の介護職員初任者研修(旧ホームヘルパー2級)は、スクールと自宅学習で一定時間のカリキュラムを終えたのち修了試験にパスしなければなりませんが、これを取得すると全国どこの事業所でも働くことができるうえ、無資格よりも賃金アップが期待できます。介護職員初任者研修の次のステップに介護福祉士実務者研修があり、これを修了して、かつ3年以上の実務経験があれば、国家資格の介護福祉士の受験資格が得られます。さらに介護福祉士の実務経験5年をへてケアマネージャーをめざすというのが介護職の一般的なコースです。

このように介護職の場合、資格をとることが励みになるよさがあり、その資格は長くその仕事を続けていくうえで武器になります。そこで、中高年に比較的人気のある資格に注目すると、マンション管理士や宅建士(宅地建物取引士)などがあります。

マンションの管理人はリタイア世代の代表的な仕事のひとつですが、マンション管理士は、通常の管理人業務と違い、管理組合に専門的なコンサルタントとして助言をおこなうものです。ただし、これは資格がなくてもできるため、マンション管理士は資格としてやや弱いのは否めません。そのため現在、マンション管理士は2001年に創設された当初ほどの人気資格ではなくなっています。

宅建士は不動産取引で重要事項説明をおこなうことのできる、不動産業に欠かせない資格ですが、景気に左右されない強みのある資格といえます。不動産業界は景気が悪くなると、真っ先に落ち込む業界のように思われていますが、街の不動産会社は違います。不景気になればなったで、生活に困ってマイホームを手放す人や、家賃が払えなくなり都心から郊外に移り住む人が増えるなど、人の移動が活発化します。つまり、景気がどっちに転んでも一定の需要が見込めるわけです。

さらに仕事の需要は時代や社会がつくりだすものですから、いま何が求められているかを自分なりに調べてみることが大切で、それはまた前頭葉の活用にもなります。

子どもを保育園に入れられずに困っている働くお母さんがたくさんいるなら、託児所やベビーシッターの需要は高いと考えられますし、さらに子どもだけなく、昼間だけ高齢者をあずかる宅老所も地域で重宝される存在でしょう。こうしたサービスを自分で始めるとしたら、どんな要件や資格がいるのか。それらを調べて実際に動き出すことが、夢と生きがいを得る目標に近づくことになります。

How to Rejuvenate Yourself

7 あれこれ試して「好きなもの」を見つける

現状にとどまっていたら、老化が加速する

いろいろなことに興味を持ち、やりたいことをみつけるのも前頭葉。「そんなことやってどうするの」と皮肉を言っていては、老化は加速する一方。前頭葉が活性化されると、感情が若返り、意欲も体力も自然と回復してきます。

定年後、ぜひやってみたいことがある、そのための準備も進めているというのなら、たいへん結構なことです。問題は、仕事をやめたあと何をしていいかわからないという人です。あるいは、漠然と起業したいと思っているが、具体的に何をすればいいかわからないという人もいるでしょう。

そういう人に申し上げたいのは、夢や起業のヒントは、じつはごく身近なところにある

ということです。とくに起業というと、社会的ニーズがどうのと、ともすると大上段に構えがちです。そうではなく、肩の力を抜いて「自分だったらこんなものがあればいいな」と考えてみることです。

たとえば私は毎朝、自宅の鍵を探すのが日課のようになっていますが、これは前夜たいてい酔っ払って帰宅するので、鍵をどこかに置いたまま忘れてしまうためです。それであちこちを探すハメになるのですが、これがなんとも情けない。そこで、こんなものがあればいいなと思うわけです。ドライブレコーダーみたいな装置とAI技術を組み合わせて、鍵の形を認識させておけば何時何分にどこに鍵を置いたかを教えてくれる。そんなシステムができないものだろうか……。

おそらく私みたいに、しょっちゅう家の鍵を探しまわる人は世間にはある程度いるはずなので、こういう装置があれば喜ばれると思うのです。

あるいは、自動車が渋滞に巻きこまれたら、アンテナがスーッと伸びて前方の車線のどこが流れているかがわかる装置はどうかなど。私は渋滞に巻きこまれるとイライラするので、こういう装置があればうれしいと思うわけです。

このように自分が困っていることに着目し、それを解消してくれるものを思いつけば夢やビジネスになるかもしれない。そう考えると、夢をつくるのもむずかしくないはずです。

スティーブ・ジョブズは『ドラえもん』の、のび太

もっとも、何か思いついたとしても、それを実際のかたちにするのは容易ではないと思うかもしれません。しかし、ここで大切なのは「思いつく」ことです。たとえばアップルを創業したスティーブ・ジョブズは技術者（みずからモノを作る人）ではなく、こういうものがほしいと思いつく能力に長けた人でした。それをかたちにしたのはスタッフです。つまり、思いつく能力が優れていれば起業できてしまうということです。

ここで思い浮かべるのは『ドラえもん』です。ドラえもんは四次元ポケットから、さまざまな道具を取り出しますが、それらは、いじめられっ子のび太の求めに応じて出てきます。ですから、のび太がいなければ道具は出てこないわけで、その意味で魔法の道具を生み出しているのは、ドラえもんではなく、のび太です。スティーブ・ジョブズは、いわばのび太と同じです。

しかも、思いついたことを実現するのに、今はなかなかいい時代になりました。いろいろなことをサポートしてくれるテクノロジーが進んだからです。たとえば音楽をやりたいなら、今はちょっと思いついた鼻歌をすぐに楽譜にしてくれるソフトがあります。曲づく

りがとても楽になりました。

映画だって、かつては90分のドキュメンタリー映画をつくるのに何千万円もかかりましたが、今ではその気になれば5万円か10万円でできてしまいます。これはアイフォンで撮影できるようになったからです。90分のドキュメンタリーを撮るのに300時間くらいカメラを回しますから、フィルムならそれだけで1000万円くらい飛んでしまいますが、SDカードなら300時間分でせいぜい5万円くらいでしょう。

フィルムだと自分でカメラを回すにしても、照明スタッフが必要ですが、アイフォンなら照明もいりません。さらに、フィルムは編集作業が大変で、専用の編集室を借りて編集スタッフも雇わなくてはなりませんが、今はパソコンでできてしまいます。

要するに、音楽であれ映画であれ、いろいろな創作活動の敷居が今は昔にくらべてずいぶん低くなり、挑戦しやすくなったということなのです。テクノロジーが進んだおかげで、夢が実現しやすくなっているわけです。

あとは夢とかやりたいことを早いうちに見つけておくことです。定年になってから、と考えるのは感心しません。前頭葉が老化すると、好きなものを見つけるのもむずかしくなるからです。できれば元気な50代のうちに見つけておく。そのためには、あれこれ試してみることが大切で、実際にやってみないことには何が面白いかはわかりません。

How to Rejuvenate Yourself

8 「答えが見つからない」方が面白い

人生は「実験である」と心得る

人生80年として50歳は折り返し地点を過ぎて後半に差しかかったところ。ここで、この先の人生に思いを馳せながら、二つの考え方ができると思います。

これまでつつがなく生きてきたのだから、これからも大きな失敗や過ちがないよう生きていきたい。いや、これからは思い切り人生を楽しみたい——。

もし、あなたが後者のほうであるなら、人生をより楽しむために肝心なことをお教えしましょう。それはつねに「人生は実験である」と思うことです。とかく多くの人は失敗しないよう、1つの正解を求めて、予定通りのゴールにたどり着くことを目指しますが、それではつまらない。

たとえば私はワインとラーメンが好きです。奮発した10万円のワインをあけておいしくなかったらショックではありますが、後悔はしません。うまそうなラーメン屋だと行列に並んで、期待を裏切られたときもそうです。試してみないことには、うまいもそうでないもわからない。絶対に損しない人生を選んでいては前頭葉は退化します。吉と出るか凶と出るかわからないという意味で、ラーメンだってワインだって一種のギャンブル。予測不可能なギャンブルを楽しめるのは、前頭葉がちゃんと働いている証拠でもあります。

よく得はしなくてもよいから損はしたくないという人がいますが、損をしたくないという人生は、私はつまらないと思います。

ギャンブルをやっている人は、労せずして儲けたいという気持ちが強いのは事実としても、それだけではないような気がします。どこか負けたときも楽しめているようなところがあるのではないかと思うのです。とくにギャンブルで大負けした話は友人知人にウケるので、負けたら酒席のネタができたと思えばいい。つまり、負けたところでそう悪いことばかりではないわけです。

失敗を恐れてばかりいたら、人生を楽しむことはできません。50歳になったら、「人生は実験である」と思うようにすること。そうすれば、残りの人生をけっこう楽しめると思います。

「日常のハズレ」を楽しめたら、人生は豊かになる

じつは私自身、人生は実験だと思うようになったのは、そう古いことではなく、50代になってからです。

きっかけは出版でした。私は50歳のころ、年間30点ほど本を出していました。1ヵ月に数点のペースですから、かなりの量産です。当時の私は、毎回売れるつもりで出していましたが、当然ながらそうは売れません。そんなあるとき、もっと点数を絞って、これぞという本を書けば売れる本が出せるんじゃないかと、ある人から助言されました。やたらたくさん本を出せばいいというものではない、というわけです。

そのとき私なりに考えて出した結論は、やはりこのままのペースで本を出していこうというものでした。本なんてそうそう売れるものではない、それならこれまでどおりのペースで出しつづけたほうが当たる本が出る確率が上がるのではないかと考えたわけです。つまり、これも一種のギャンブルであって、人生はやってみなければわからない実験だと思うようになったのです。

そう考えると人生は楽しくなりますが、すでに答えがあると、面白くありません。料理のレシピのように決まった手順に沿って進めていき、決まったゴールをめざす。これでは

つまらない。それよりも、誰もやっていないことを試すほうが価値があります。

やってみなければわからないというのは、最初から答えを求めないことです。だいたい答えを求めていくと、答えが見つかったときに面白くありません。答えを求めないのは、人生を面白くすることです。

歴史学者は真実を求めようとしますが、たとえば南京大虐殺はなかったという説もある一方で、20万人が殺されたという説もある。いったいどれが正しいのだと頭を抱え込む人もいますが、私はこう考えます。1000人だったかもしれないし、5万人だったかもしれない。いずれにしても、火のないところに煙は立たないというから、ゼロではなかったのだろう。はっきりしたことはいずれ判明するかもしれないが、いろいろな可能性があっていい。つまり、答えは見つからないほうが面白いと私は思います。

行きつけの、うまいラーメン屋さん以外の店はいっさい行かないという人は、あらかじめ正解だけを求めて満足する人です。しかしこれでは、それ以上においしいラーメンは絶対に食べられない。これに対して、ラーメンの食べ歩きは、ハズレもあるけれどアタリも期待できる。

日常のハズレを楽しむことができたら、実験の連続である人生はより豊かなものになるはずです。

How to Rejuvenate Yourself

9 正解は「ひとつとは限らない」

柔軟性ある思考は可能性を増やす

答えは「ひとつとは限らない」と考えることは前頭葉的な思考ですが、逆に非前頭葉的な思考の人は、ハナから「答えはひとつしかない」と思い込みがちです。

たとえば、あなたが営業課長だとして成績の伸びない部下がいたら、どう助言するでしょうか。「100軒回って契約がとれなければ、500軒回ってこい」と言うなら、あなたの前頭葉は退化しています。営業は足で稼ぐものだと信じて疑わないからです。100軒回って成果ゼロなら、その部下のセールストークに問題があると考えられるから、そのチェックをしてみる。そのアプローチがダメなら、別のアプローチを試みる。これが前頭葉を使ったやり方です。

受験勉強でも一所懸命に勉強しているのに成績の伸びない子がいます。どうしてもできる子に勝てない。この場合も、これは頭の差だとあきらめる前に、勉強方法を変えてみることが大切です。同じ方法を続けているかぎり、いくら勉強時間を増やしても、できる子には勝てません。

子どもの教育について、最近はホメて育てるというのがトレンドになっています。そのほうが成績も伸びるとされているようですが、一方で、ホメるといい気になって勉強しなくなる子も一定数いるはずです。つまり、ホメて育てるのがいいのか、叱って育てるのがいいいか、それは子どもによって違うということです。

こう言うと、うちの子はどっちのタイプだろうかと頭を悩ますかもしれませんが、悩むことなどありません。世間ではホメて伸びる子のほうが多いといわれているなら、まずホメてみることです。それで成績が伸びたら、めでたしで、伸びなければ叱って伸ばす方法に変えてみる。まずは確率が高いと思われるほうを試してみて、それがダメだったら、別の方法を試みること。つまり、正解は試してみないとわからないということです。

スポーツのコーチでも、優秀な人は選手一人ひとりをよく見て、相手によってホメたり叱ったり、対応を変えているはずです。こうした柔軟性を発揮して善処する。これも前頭葉の大切な働きのひとつです。

「二分割思考」は認知的成熟度が低い証拠

私が精神科医として患者さんからよく聞かれる質問のひとつに「一日どのくらい睡眠時間をとればいいのですか」というのがあります。これには、いつもこう答えるようにしています。「6時間眠った日、7時間眠った日、8時間眠った日。このうち、いちばん体調がいいと感じたのが、あなたのベストな睡眠時間です」

ちょうどいい睡眠時間は人によって違うのだから、自分で試してくださいというわけです。ナポレオンは3時間しか眠らなかったそうですが、アインシュタインは12時間（10時間という説も）眠らないと脳が働かなかったそうです。睡眠時間はそのくらい個人差があるにもかかわらず、「8時間眠らないといけない」などと思い込むから、ますます眠れなくなってしまう。最初から答えを持っているから、こういうことになるわけです。

白か黒か、善か悪かといった二分割思考も前頭葉的とは言えません。こういうふうに二分割にしたがるのは、そのほうが何も考えなくてよく楽だからです。白か黒かではなく、その中間、すなわち「グレー」をどのくらい認められるか。これを心理学で認知的成熟度といいます。

たとえば世の中には、少量摂取する分には体によいけれども、大量に摂ると毒になるものがあります。そうした食べ物があると、子どもが幼いうちは、親は「これは食べてはいけませんよ」と教える。「これは少しくらいなら食べてもいいよ」と教えるのは、子どもがある程度成長してからです。

なぜこういう風にするかというと、幼い子は認知的成熟度が低く、グレーというものを認めるのがむずかしいからです。おとなになると認知的成熟度は高まりますが、その程度は人によってまちまちです。

私たちはよく「あの人はいい人だ」とか「あれは悪い人だね」とか言いますが、本当は人間をそう単純に色分けすることはできません。通常、人はよいところと、そうでないところを両方兼ねそなえているからです。「あいつは情に厚くていいやつなんだが、どうも女にだらしなくて困ったものだ」というぐあいです。

認知的成熟度が低いと「あれはいい人」「あれは悪い人」と二分割にしてしまい、本当のところが見えてきません。ものごとは、場合によって是にもなれば非にもなる。そう考えることができたら、もし「いい人だ」と思っていた人から、そうでない一面を見せられたとしても、そういうものだよなと受け入れることができるでしょう。

二分割思考や答えはひとつだと思いこむのをやめると、いろいろなものが見えてくるはずです。

How to Rejuvenate Yourself

10 「自分が正しい」と思っている人は要注意！

新しいことに手を出せないのは「老化」の証拠

初めてお好み焼きにマヨネーズをかけた人は天才だと私は思っています。あれこれやっているうちにマヨネーズをかけるとうまいことに気づいたのか、偶然マヨネーズがかかって食べたらうまかったのかはわかりませんが、とにかくあれは大変な発見です。

ちくわにマヨネーズも私は好きですが、ちくわは醤油をつけて食べるものと決めてかかっていたら、この発見もなかったでしょう。いろいろなことを試す柔軟性は、新たな価値や発見を生み出すということです。

しかし通常、こうした柔軟性は年齢とともに薄れていき、新しいことに対して手を出さなくなります。こうして人は大人になっていくと思うかもしれませんが、じつは新しいことに手を出さなくなるのは、まさに前頭葉が衰えてきた兆候なのです。若いころなら、どこかに新しいジェットコースターができたから乗りにいこうとか、新しいクルマが出たから欲しいとか思ったはずです。

そういう好奇心や欲が年齢とともにだんだんしぼんでいく。若いころなら楽しかったことが、そう思わなくなる。気持ちが高ぶったり、わくわくすることもめっきり減ってしまった……。その原因は、ほかでもない前頭葉の機能低下であり、要するに「老化」です。

それだけならまだしも、前頭葉が衰えると、人の言うことを頭ごなしに否定したり、ものごとを勝ち負けで考えるようになります。

とく要注意なのは、自分のことを賢いと思っている人です。こういう人は、自分が正しいと思っていることに固執し、自分は正しくて相手はまちがっていると信じて疑いません。「自分はまちがっているかもしれない」「待てよ、こういう見方や可能性だってあるかも」と考えることができないのは、前頭葉が衰えている証拠です。

こうした「自分は正しい」のより所は、えてして自分自身の経験であることが多いのですが、小さな経験則のなかでできあがった「正しさ」が本当に揺るぎないものであるかどうか。自分の経験など取るに足らないと考えることができなくなっているのも前頭葉が機能していない証拠といえます。

「自分の知らないこと」を面白がれるかどうか

すでに前頭葉が硬直している人は、会話のやりとりを通してもわかるものです。会議などで上役がよく口にする「そんなのは前例がない」は典型的な前頭葉硬直語です。「そういう場合は、これまでこういうふうに対処してきた」とか「そんなことはマニュアルに書いていないぞ」なども同様です。

要するに、前例を踏襲《とうしゅう》しようとするかぎり、私たちの前頭葉が機能する余地はあまりないということです。

そんな前例から踏み出そうとしない上役を見て、心のなかで「こいつ、しょうがねえな」と思いながら従っているあなたも安心できないかもしれません。もし日常的に「そりゃ、そうだよ」とよく口にしているとしたら、要注意だからです。

どこかの企業が不祥事を隠蔽《いんぺい》していたのが表沙汰になり、若いころなら、けしからんと憤っていたのが、いつのころからか、怒らなくなる。代わりに、口から出てくるようになるのが「そりゃ、そうだよ。組織なんてそんなものさ」といった言葉。どこか諦《あきら》めのまじった、達観したかようなこの言葉は、ある程度の人生経験を積んだ人なら、多かれ少なかれ口にするものでしょう。

人生経験を積むことで獲得していく知能を結晶性知能といい、言語能力や理解力、洞察力などがそれにあたります。これにより年齢を重ねるにつれ、思考や判断力が高まっていく反面、蓄積した経験則から「それはきっとこうだろう」と先読みしたり、「そりゃ、そうだよ」と安易に納得したりするようになります。

こういう思考になったとき、私たちの前頭葉は働いていません。「そりゃ、そうだよ」は自分の経験則、いわば前例を踏まえての言葉であり、前頭葉を使っていると「本当にそうだろうか」になるからです。

前頭葉を使っている人と、そうでない人は、新しいものと向き合ったときに違いが出てきます。前頭葉を使っていない人は、自分の知らないものを拒絶しがちですが、前頭葉を使っている人は、自分の知らないものに対して柔軟です。周囲が「そんなのダメだよ」と首を振っても、「いや、試してみないとわからないぞ」と考えるのが前頭葉型です。非前頭葉型は自分の意にそぐわない意見に聞く耳をもとうとしませんが、前頭葉型はつねに「その可能性もあるかも」と考えます。

拒絶すると、その時点で思考がストップしてしまいますが、「その可能性もあるかも」と考えるかぎり思考は継続します。くりかえしますが、答えはひとつではありません。そう思うことが前頭葉に刺激を与えつづけるというわけです。

How to Rejuvenate Yourself

11 「前頭葉」の若さは、外見に反映される

身体よりも、「感情」から老化は始まる

前頭葉は意欲や創造力などとともに私たちの感情も司っていますが、そのため、前頭葉が衰えると必然的に感情の働きも低下していきます。

この感情の老化がもたらすものに、感情のコントロールが悪くなるという現象がありま す。人は年齢を重ねるにつれて穏やかになり怒らなくなると思うかもしれませんが、必ずしもそうではありません。高齢者で、たとえば店員の態度が悪いといったささいなことでカッとなり、制御がきかなくなる人はよくいます。

こういう高齢者がいつも怒りっぽいかというとそうではなく、むしろふだんのテンションは低い。それが何かのきっかけで感情が激化すると、止まらなくなってしまう。

これは前頭葉の老化が原因で感情のコントロール機能が低下しているために起きることです。ですから、中高年で最近怒りっぽくなったかなと思う人は、注意したほうがいいかもしれません。もともと怒りっぽい性格の人ならともかく、そうでないのに怒りっぽくなった場合、前頭葉の老化が原因の可能性があります。

私たちの老化は身体よりも先に感情から始まります。つまり老化は前頭葉から始まります。ということは前頭葉を若く保つことができれば、齢をとっても若々しくいられるということです。若さとは、すなわち前頭葉を若く保つことだということができます。

定年を迎えても、とてもそうは見えないほど若々しい人もいれば、まだ50代だというのに、ひどく老けこんだ印象の人もいます。見た目の年齢は、実年齢を重ねるほどに個人差が広がっていくものですが、これは単に容貌や服装の違いではなく、前頭葉の違いによるというべきでしょう。

前頭葉の若い人は、おしなべて派手めで若々しい格好を好み、前頭葉の老けた人は地味で目立たない服装をする傾向がうかがえますが、これは前頭葉のありようか外見に反映されるためです。

いつまでも若々しくいられるか、それともふだんは地味なのに突然怒り出す老人になるか。その違いは前頭葉が握っています。

話が面白い人は、前頭葉が若い証拠

前頭葉を働かせているか、そうでないかは、見た目もさることながら、話をするとはっきり違いがわかります。

ふだんから前頭葉を使っている人は、話が面白く、聞き手を飽きさせません。その面白さというのは、他の人とは違う視点のユニークさや発想の面白さに起因していることが多いものです。

これに対して前頭葉を使っていない人の話には、基本的に主語がありません。私はこう思うとか、じつはこうなんじゃないかとか、自分自身の視点がなく、世間でよく語られているような一般論をなぞっていることが多いからです。よく、うんちくを語って悦に入っている人がいますが、うんちく本をせっせと読みあさって、そこから得た知識をそのまま披露しても、前頭葉は働いていません。うんちくは「へえ、そうなのか」と聞く人の耳を引き寄せますが、それだけのことで、そこから何かを生み出すものではないからです。

うんちくはまだ知識としての希少価値がありますが、前頭葉のためにお勧めできないのは『知らないと恥をかく××』とか『知っておきたい××』といったたぐいの教養本です。このくらいは知っておかないと恥ずかしいですよ、という趣旨で書かれた本を読むのは、わざわざ人と同じ知識や考えを身につけて安心しようということです。これでは前頭葉を働かせるどころか、むしろ退化させるようなものです。

そもそも私たちは脳全体のうち1割くらいしか使っていませんが、その脳のなかで、大きさから見てざっと4割を占めているのが前頭葉です。

前頭前野《ぜんとうぜんや》という脳の部位を聞いたことがあると思いますが、これは記憶やプランニング、推論、意思決定など重要な機能を担っています。この前頭前野は前頭葉の最前部にあり、つまり前頭葉というのは、こうした重要な役割をもつ部位を内包した大きな領域だということです。

その前頭葉は50歳くらいから萎縮をはじめ、使わないでいると、どんどん衰えていきますが、ここまで述べてきたように前頭葉を使わない人はとても多いのが実情です。脳の4割も占めているにもかかわらず、あまり使われていない。なんとも、もったいない話です。

ちなみに、地球上のあらゆる動物のなかで前頭葉が発達しているのは人間だけです。したがって、前頭葉を使うのは人間の人間たるゆえんといえます。そういう意味では、前頭葉を使っていない人は、いかに知識を蓄えていても動物に近いことになってしまいます。

人間らしく、かつ若々しくあるために必要なことは、前頭葉をいきいきと働かせることにほかなりません。

How to Rejuvenate Yourself

12 前頭葉がにぶい人は、「独自の視点」が無い

人間は答えがはっきりしない状態が苦手

客観的にものごとを見る。これも前頭葉の働きによるものですが、客観性をもつのは、意外にむずかしいことです。その邪魔をするもののひとつが、日本人の好きな、白か黒か、善か悪かといった二分割思考です。この二分割思考には、じつは大きなメリットがあり、それは悩まなくてもいいことです。

ロシアがウクライナに侵攻したのは許しがたい暴挙であるのは確かですが、「ロシア＝悪」「ウクライナ＝善」という図式ができてしまうと、それ以外の見方をいっさい受け入れようとしなくなる。2022年2月のウクライナ侵攻以後、日本人はこの善・悪の図式に染め上げられてしまいました。

こうなると、アメリカがこれまでパレスチナやチリなどの反米勢力を力づくで押さえ込んできた事実も見ようとしなくなります。アメリカはロシアをそう一方的に非難できたものではないはずなのに、国際社会がアメリカに経済制裁を科すことはありませんでした。それについて日本で、おかしいじゃないか、という声はまったく聞こえてきません。

西側は正義で、ロシアは悪。こういう二分割思考は、そう色分けすると楽だから多くの人が受け入れるのですが、この場合、とくに自分も正義の側だと思っているときは、さらに楽です。安心して正義と悪という二分割を受け入れることができるわけです。なぜかというと、人間は答えがはっきりしない状態が苦手だからです。だから、正義と悪という、とてもわかりやすい図式を提示されると、すぐに受け入れてしまう。

人づきあいでも、相手がどういう人かよくわからないうちは不安で落ち着きません。いい人か、そうでないか。信用していいか、よくないか……。それが、しばらくつきあううちにだんだん気心も知れて安心できるようになり、「いい人」になるわけです。

実際は本当にいい人かどうかはわからないのですが、そう決めてしまえば不安がなくなり楽になります。しかし、百パーセントいい人などいるものではありませんから、そういう意味では、どこかで少しは「疑い」をもっていたほうがよく、つまり二分割思考の危うさを補うのが、前述したグレーをどれだけ認められるかの認知的成熟度です。

「メタ認知」も前頭葉が担う態度

ものごとを客観的にとらえようとすることは、じつは対人関係においても重要です。一般に他者から好かれるのは、共感能力に長け、一緒にいて心地よい人や楽しい人ですが、この「共感」というのは相手の立場になれることです。かみ砕いて言えば、相手の興味に身を乗り出し、相手の耳で話を聞き、相手の頭で考える。それができるのが共感能力の高い人です。

これは単なる情緒的なやさしさではなく、客観性と想像力が求められる態度ですが、この共感を高めるのが前にもふれた「メタ認知」（P.18参照）です。人は自分を客観視しようとするメタ認知を行うことで修正能力を発揮しますが、通常、私たちは他人についてはよくわかったとしても、自分自身については他人ほどわかっていないものです。

でも、メタ認知を行うことで、自分は何を考えているかを知るとともに、その考えを他人はどう思っているかを客観的に捉えられるようになります。これによりコミュニケーション能力が高まり、他者への共感能力も高まります。

このメタ認知も前頭葉が担《にな》う態度ですが、前頭葉が機能していないと、コミュニケーションにおいても支障が生じやすくなります。前頭葉を使わないと思考の幅が狭くなるため、自分の考えに固執し、自分と異なる考えを頭から否定してしまう。答えはひとつと思いこんでいるため、ほかの可能性を考えようとしない。こうした非前頭葉型は、相手との会話のキャッチボールが成立せず、一方通行の話で終わってしまいがちです。

しかも前頭葉を使わない人は、話の内容も面白くありません。どこかで聞いたような話やメディアの受け売りが多く、ものごとを単純な二分割で断ち切ってしまうため、話に深みがなく、独自の視点も解釈もありません。

残念ながら、日本人は前頭葉を使って気の利いた話ができる人が少ないのですが、海外は違います。日本人は海外に行くと流暢な英語を話すことに腐心しますが、アメリカではヘタな英語でも、面白い話をする人が一目おかれます。これはかつて私がアメリカ留学をしたときにわかったことで、この国で大切なのは、英語の発音ではなく、中身を磨くことだと知りました。

日本人が前頭葉を働かせないのは、ものごとはつねに変わっていくという意識が希薄なせいではないかと私は考えています。

今から30年近く前の1995年、日本のGNP（国民総生産）は世界の17・7パーセントを占めていました。しかし、現在は6パーセントを割っています。日本経済はこの30年でどんどん地盤沈下しているのに、今も日本人の多くは日本が経済大国で、アジアでもっとも進んだ国だと思っています。これはとんでもない認識不足であり、この30年間に他の先進国は順調な経済成長を遂げているのに、日本だけがまったく成長しておらず、実質賃金は下がりつづけています。

にもかかわらず日本人の変わる意識が希薄なのは、われわれ日本人のなかに、どこか変化への諦めみたいなものがあるせいではないかと思います。

それをもたらしたひとつは、戦後の学歴社会への転換が幻だったと日本人が気づいたことです。前述したように、戦前の身分社会における世襲制がなくなり、学歴を手に入れたら、実力次第でのし上がれると思ったら、東大に合格する連中はじつは親が東大卒という血統に恵まれたやつが多かったと知ったわけです。このとき、DNAには勝てないという妙な諦《あきら》めができてしまった。

さらに大学を出ていい会社に就職しても、創業者の後継者の補佐役にしかなれない現実があり、じつは世襲制に戻ってしまったことを日本のホワイトカラーは知りました。それで、なんだ、結局、変わらなかったじゃないかと変化への諦めといったものができたのではないか、というのが私の考えです。

ともあれ、変化への意識が薄い日本人は、前頭葉の働きもまた鈍いといわざるをえないのはなんとも残念です。

2章

「お決まり」行動を止めてみる

最初から正解を求めるな。50歳からは、「脱・定番！」

年齢とともに「行きつけの店」「いつもの味」「決まった散歩コース」など自分の定番が決まってきます。しかし、これらは前頭葉が老けてきたサイン。最初から正解を求めるのではなく、やってみないとわからないことを楽しむ。これが前頭葉の活性化につながります。

How to Rejuvenate Yourself

13 変わりばえしない単調な生活が「老け」させる

刺激と発見こそ、前頭葉の栄養

職業を知らなくても、その人のふるまいを見ていて、だいたいの見当がつくことがあります。高校の同窓会などで、お酒を注がれるのを待っているのは、たいてい官僚です。大学教授や医者など、世間で「先生」と呼ばれる人たちと官僚の共通点、それは前頭葉を使っているようには思えないことです。

官僚も大学教授も、きわめて安定した身分が保障された人たちです。大学教授のなかには野心的な研究をつづける人もいますが、東大を筆頭に教授になると、安穏《あんのん》としてその地位にいるだけの人が多いのが実情です。しかし、安定していて刺激と変化に乏しい生活は、50歳を過ぎるころから脳への影響が顕著になってきます。脳の老化です。ふだんの生活を振り返って、次のような事項に当てはまると思う人は要注意かもしれません。

【老ける習慣】

- 行きつけの店しか行かない
- いつも同じものしか買おうと思わない
- 散歩のコースがいつも同じだ
- 同じ著者の本を読む傾向がある
- 毎週見るテレビ番組がほぼ決まっている

人は年齢とともに自分の定番から踏み出そうとしなくなります。何事においても「わざわざそんなことしなくても」「面倒くさい」といつもお決まりの生活を繰り返すだけ。これはルーティンといえば聞こえがよいですが、行動を起こすことで失敗をするかもしれないという防衛本能が働いています。こうした傾向は、前頭葉が老けてきたサインです。日常で冒険をしなくなり、新しい刺激や発見よりも、いつもと変わらない安心感と居心地のよさを求めるようになる。年をとればそんなものさと思うかもしれませんが、これでは脳の栄養というべき刺激と発見をみずからシャットアウトしてしまっているのと同じです。

最初から正解を求めずに、勘でやってみる

したがって、前頭葉の老化予防としてすべきは日常のパターン化の見直しです。まずは行きつけの店に行くのをやめて、初めての店ののれんをくぐってみる。この場合、最近はあらかじめネットで調べて行く人が多いと思いますが、これはお勧めしません。

おいしいと評判の店に行って、なるほどおいしかったと感じるのは、ある意味、当たり前で、そこには感動がありません。あるいは、ネットの書き込みに反して、おいしくなかったらどうでしょうか。腹立たしくもなるでしょうし、やっぱりいつもの店にしておけばよかったと、また定番生活に戻ってしまいます。

そこで、ネットはあえて見ないようにして、自分の勘を頼りに、のれんをくぐってみることです。おいしければ、自分の勘が当たった喜びも手伝って満足感はひとしおです。期待はずれに終わったら、次こそはと思えばよく、そもそもハズレがあるから、アタリのときの喜びが大きいわけです。

つまり、最初から正解を求めるのではなく、やってみないとわからないことを楽しむ。こういうふうに考えて行動することが前頭葉の活性化につながります。パソコンで何かを調べたり、SNSで発信することは前頭葉の活性化になりますが、その反面、安易に答

えを求める人々を生み出したのはネット社会の残念なところです。

日常のパターン化を崩すということでは、毎朝の通勤ルートを変えてみる、帰路は一駅手前で降りて家まで歩いて帰るなど、ちょっとした工夫も有効でしょう。

そして、もうひとつ考えていただきたいのが休日の過ごし方です。とくにこれといった趣味もなく、休日は家のなかでだらだらと過ごすことが多いのなら、ひとつお勧めしたいのが家庭菜園です。

野菜を育てるのは、ルーティンワークとはほど遠い作業です。気候は毎年同じではなく、天候は日々変わり、日照り続きもあれば長雨の時期もある。そうしたなかで植物をうまく生育させるには、さまざまな知恵と工夫が求められます。要するに、自然相手ゆえにルーティンでは対応できないわけです。さらに野菜によってノウハウは異なり、土の状態や肥料の種類、与え方も一様ではありません。

つまり、手探りで「正解」に近づけていくことが求められるわけで、これは前頭葉の老化防止にかなり効果が期待できます。そのうえ屋外で体を使う作業ですから運動不足解消になり、太陽光を浴びて脳内のセロトニンを増やし、うつ予防にもなります。

テレビやパソコンと向き合う時間を減らし、野菜と向き合う。その収穫は胃袋だけでなく、脳も喜ばせるはずです。

How to Rejuvenate Yourself

14

意識的に「ヘソ曲がり」になってみる

前頭葉の活性化には「逆張り」を心がける

日常生活のパターン化の見直しとともに、もうひとつ大切なことがあります。それは意識的に「ヘソ曲がり」になることです。もともとヒネくれた人はそれでいいとして、素直な人もあえてヘソ曲がりになって、ものごとを考えてみる。じつはそうすることが前頭葉を活性化させてくれます。

他人と同じ思考をして、世間と同じ見方でものごとを捉え、メディアが伝えることに疑問をはさむことなく受け入れる。そうしているかぎり、私たちの前頭葉は活動を停止してしまいます。しかし、それは違うんじゃないか、おれはそう考えないよと思っているとき、前頭葉は活発に働いています。

意識的にヘソ曲がりになるポイントは「逆張り」を心がけることです。つねに世間や周囲とは逆の見方をする。みんなが右に注目しているときは左に目を向けてみる。これはけっして奇をてらったポーズではなく、逆張りをすることで、それまで気づかなかったものが見えてきます。

たとえば何か大きな事件や事故が起きると、世間は被害者への同情ばかりをふくらませ、加害者を冷静に見ようとしません。先年、東京・池袋で高齢ドライバーの運転するクルマが暴走し、通行人の親子が亡くなるという痛ましい出来事がありましたが、こういう事故があると、高齢ドライバーはすみやかに運転免許を返納すべしという声があがります。しかし、実際に高齢者が事故を起こす割合は、他の世代とくらべて特段高くありません。

では、なぜあのような事故が起きるかというと、可能性としてまず考えられるのはクスリによる意識障害です。これについては4章であらためて述べますが、血圧を下げる降圧剤や血糖降下薬、精神安定剤、風邪薬などは意識障害を起こす危険性があります。

高齢者の場合、こうしたクスリを常用していて運転中に意識障害をおこす可能性があるということです。すると、危険なのは高齢者がハンドルを握ることよりも、多くのクスリを常用することではないのか。というように逆張りをすることによって、高齢者をクスリ浸けにしている日本社会の断面が見えてくるわけです。

ネットは、前頭葉活性化の便利ツール

もし高齢者から運転免許を取り上げたら、外出の機会を失った高齢者が家の中に閉じこもるようになり、その結果、認知症に陥るなど老化を加速させることになります。

高齢の認知症というと、すぐに徘徊を連想する人も多いと思いますが、認知症の高齢者は全国に約600万人います。つまり日本人の20人にひとりです。それだけ多くの認知症患者がいれば、徘徊老人の姿をしょっちゅう見かけるはずですが、そんなことはありません。ということは、徘徊せずに家の中にいる認知症の高齢者のほうがはるかに多いということです。

高齢ドライバーの事故も、その割合は高くないのに高齢者にハンドルを握らせたら危ないという認識が広がりましたが、これも勝手なイメージにもとづくものにすぎません。

逆張りの視点をもつことで、こうした一般認識の誤りが浮かび上がるのですが、ただ、逆張りにはちょっとした手間を伴います。それは、おかしいと思う問題について自分で調べなくてはいけません。

高齢ドライバーの事故は、ほかの年代とくらべて多くないと述べましたが、その根拠となるデータはこういうものです。

警察庁の統計によると、２０２１年における原付以上運転者の年齢層別交通事故件数（免許保有者10万人当たり）は、高齢者では85歳以上がもっとも多く５２４人。次いで多いのが80～84歳の４２９人です。これらの数字は、全年齢層中もっとも交通事故が多い16～19歳（１０４３人）や20～24歳（６０５人）よりも、かなり少ないことがわかります。さらに70代については、50代、60代とほぼ変わりません。

　これが客観データであるにもかかわらず、高齢ドライバーは事故をよく起こすという認識を多くの人がもっているのは、マスコミ報道によるところが大きいといえます。これまで多くの高齢者を診てきた精神科医としてつけ加えておくと、認知症が原因でアクセルとブレーキを踏み誤ることは、まず考えられません。そのレベルの認知症ならエンジンをかけることはできません。原因として考えられるのは、やはりクスリによる意識障害です。

　こうした高齢ドライバーをめぐる誤解は、ほんの一例にすぎず、世の中にはこれに類することがおそらく無数にあるはずです。逆張りは、日本人にありがちな「右へならえ」の風潮に流されない杭《くい》の役目を生み出しますが、そのためには自分で逆張りの根拠を調べる手間を惜しまないことです。

　幸いにしてネット社会は調べることを容易にしてくれました。いわばネットは逆張りの大きな味方であり、その点において前頭葉活性化にもひと役買っています。

How to Rejuvenate Yourself 15

情報源によって変わる「正義」

情報番組を鵜呑みにすると「前頭葉」は退化する

少し極端な言い方をしますが、テレビは前頭葉の敵だと私は思っています。とくに情報番組を見ていると、私たちの前頭葉はどんどん退化していきます。

テレビというメディアは、ものごとを単純化させるのが大好きです。是か非か、正義か悪かという、きわめて単純な二分割でものごとを捉え、それを恥じようともしない。そうやってつくられる情報番組に出てくるコメンテーターたちの浅薄さ。どの人も口にするのは大同小異の感情論で、独自の視点もなければ、洞察力もうかがえません。

その分野の情報通として出てくる専門家たちの話も、私は鵜呑みにしないことにしています。大学や研究機関の研究者、あるいはジャーナリストと呼ばれる人たちのもつ情報がどれほどのものか疑問だからです。

かつて北朝鮮の金正日《キムジョンイル》総書記の子のうち誰が後継者になるか日本でも大きな注目を集めましたが、三男とされる（これも実際のところわからないようです）正恩《ジョンウン》がなると予測した専門家は、私の知るかぎり、ひとりもいません。当時、北朝鮮の情報通といわれる人たちは誰もが長男の正男《ジョンナム》か次男の正哲《ジョンチョル》の名前をあげていました。北朝鮮のような独裁国家において後継者が誰になるかは、他国、とりわけ近隣国にとって、きわめて重要な問題です。そんな重要情報についてまったく的外れだったのが北朝鮮の専門家たちです。

おそらく日本の北朝鮮ウオッチャーがもつ情報は、ほとんどの人が北朝鮮に行っていないので、どれも韓国国家情報院からのものでしょう。つまり、日本に伝わる北朝鮮情報は韓国のフィルターがかかっているということです。このように専門家の情報に接するときは、つねにその情報源はどこかと頭をめぐらす習慣をつけたほうがいいと思います。テレビも新聞もメディアは基本的にはウソは報じません。けれども、「情報操作」をするので注意が必要です。高齢者が交通事故を起こすのは事実です。運転免許を持つ人の5人にひとりが高齢者なのだから、高齢ドライバーの事故が一定数あるのは仕方ありません。しかし、若者も中年もたくさん事故を起こしているのに、高齢者の事故ばかり大きく報道すれば、高齢者の事故がさも多発しているように仕立て上げられてしまいます。

情報番組にツッコミを入れる習慣をつける

テレビは前頭葉を退化させると述べましたが、テレビとの向き合い方によっては前頭葉の鍛練《たんれん》になります。

それはコメンテーターや専門家の話にうなずくのをやめて、ツッコミを入れる習慣を身につけることです。薄っぺらな感情論でしかものを言わないコメンテーターの話にはツッコミどころが満載です。専門家の話にしても、少し見方を変えれば、「それ違うだろ」というところが多々あるはずです。

そもそも正義か悪かの二分割において正義はあたかも絶対的なものと思われていますが、それは誤りです。ウクライナのゼレンスキー大統領が「正義の人」になったのは、ロシアによる侵攻後のことで、それまでは支持率も高くない、あまりパッとしない大統領でした。トルコのエルドアン大統領は、ロシアと良好な関係にあることから西側から敵視されていましたが、ロシアがウクライナに侵攻すると、存在感を誇示するように両国の仲介を買って出て注目を集めました。国際社会の正義は情勢しだいで変わるということです。

そんな揺らぎやすい正義に寄りかかって情報発信しているのがテレビですが、ツッコミを入れるネタに事欠かないという意味では前頭葉の味方といえます。

このツッコミは、読書においても、おおいに実践したらいいと思います。本を読んで知識を蓄えるのは側頭葉の管轄ですから、たんなる読書はあまり前頭葉の鍛練になりません。しかし、読みながら「ここは違うんじゃないか」「自分なら、こう解釈するぞ」と逐一いちゃもんをつけるようにすると、前頭葉を使います。こういう「批判的読書」は、ものの見方を広げてくれるはずです。

答えはひとつではないとするのが前頭葉的思考ですが、選択肢をいくつかもつことは、国の外交においても、また個人が生きていくうえでも重要なポイントです。

答えはこれしかないと、他の選択肢をもたない。この生き方は、その答えが違っていたときが問題です。どうしてよいかわからなくなってしまい、追い詰められて心の病を発症する可能性があります。

よく、うつ病にはプラス思考に変えさせるのが認知療法だと思っている人がいますが、これは違います。うつの人にプラス思考をさせるというのは決めつけをさせることに変わりはありません。そうではなく、思いつめている人に、こういう可能性もありますね、こういう方法はどうですかと様々な選択肢に気づいてもらうようにするのが認知療法です。

答えはひとつではない。前頭葉を使うことができたら、心の病にもなりにくくなるというわけです。

How to Rejuvenate Yourself

16 脱！ 老け見えファッション

くすんだ色の服は、とかく「老けて」見える

あなたが50歳以上だとして、クローゼットや洋服ダンスの中を見たら、前頭葉を使っているかそうでないか、およその見当がつくかもしれません。

いったいいつ買ったかわからない、はるか昔で時代が止まっている「トレンド無視」の洋服や、くすんだ色の服で埋め尽くされていたらあまり期待できそうにありません。まずは「ベーシックを更新する」クセをつけた方がいいでしょう。

前頭葉を生き生きとさせ、若返りたければ、服装から見直してみてはどうかということです。ネットで、〝50代・大人男性・ファッション〟などと検索すると、爽やかでおしゃれな洋服やコーディネートがいくつも出てきます。

服のコーディネートを考えるのも前頭葉を使いますし、服の色によって気分も変わります。「男性ホルモン（テストステロン）が高い男性ほど、青より赤を好む」傾向があります。これは２０１３年、イギリスのサンダーランド大学で行われた実験結果です。ビッグボスこと日本ハムの新庄剛志監督（当時50歳）も会見の赤いスーツが印象的でした。現に赤い色を見るとテストステロンが増えるという報告もあります。

男性ホルモンが減ると意欲が低下し、筋肉が落ち、記憶力や判断力も低下します。そのうえ前頭葉まで衰えるとダブルパンチで、一気にしょぼくれて老け込みかねない。テストステロンを意識して、まずはインナーやネクタイに暖色を使ってみるのもひとつです。

若く見える人の特徴は、まず年齢を気にしていない。「もうオジサンだから」と年齢で自虐したり、「年だから」と守りに入りません。実年齢にとらわれず、やりたいことを楽しんでいます。年齢を理由にいろいろ諦める人生よりも、若々しくアクティブに活動し続けることです。同年代よりも心身ともに若いと、実際に見た目も若く見えるものです。

同年代が「服なんかどうでもいい」と見た目の現役感が薄れていくにつれ、あなたの若々しい現役感がより際立ってくるでしょう。年相応であろうとすることは前頭葉の天敵です。無難なほうが安心できると思うかもしれません。でも、それではつまらない。知らないうちに身にまとっている「オジサンの殻」を破るために一歩踏み出す勇気。これが大切です。

脱！「年相応」。年甲斐もなく若返る

ファッションを諦める要素のひとつに、髪質や体型の変化があります。しかし、諦める前に美容師さんに「髪が薄くなってきたんですけど、目立たなくしてオシャレな髪型って出来ますか？」と相談すればＯＫ。プロ目線でオススメの髪型を提案してくれます。

体重が増加してどんな服も似合わないと思うなら、〝40代・太め体型・メンズ・お洒落〟と検索。この時、実年齢より若い40代と数字を入れてみるのもポイント。自ら年相応に老けこむ理由はないのですから。若く見える人は、年相応よりも若干若く見える服装をしています。

若い頃は、わからないことは諦めずに調べて挑戦してきたはずです。要するに何ごとも、かつてしていたことを年甲斐もなくやってみる。それが50歳を過ぎた大人にとって、前頭葉を若く保つための秘訣です。

刺激と言えば、性的刺激を求めることも、それこそ「年甲斐もなく」していただきたいことのひとつです。こういう話をはばかるような空気は日本にはまだまだ根強く、とくに中高年になると、その傾向が強くなります。そのせいかどうか、「おれはもう枯れてしまってね」などと口にする人も少なくありません。

年齢と共に性欲が減退するのは致し方ありません。しかし、これは正確には性欲の減退というよりも、行動意欲の減退です。どういうことかというと、年をとってからといって性的欲望そのものはそう簡単になくならなりません。ところが年齢とともに体のほうがいうことをきかなくなります。つまり、男性の場合、勃起力が弱くなるわけです。それで性欲はあるのに行為ができないことから、行動意欲にブレーキにかかってしまうのです。昨今、高齢者・シニア向け風俗も急激に増えているといいます。欲求があるのであれば、いくつになっても諦める必要はありません。

異性との出会いやふれあいを求めるのも年齢に関係なく自然なことです。とくに今どきの50代であれば、まだまだチャンスが期待できる年代でしょう。ただし、家庭にヒビが入らぬよう、そこのところは年相応の分別を発揮してもらうとして、いくつになっても異性にときめくのは、脳の若さを保つうえでもとてもよいことです。実際、恋をすると性ホルモンの分泌が増えることがわかっています。

さらに若者にまじって好きなアイドルの追っかけをするもよし、趣味や道楽にお金と時間を惜しみなく投入するもよし。周囲から「あの人、ちょっと変わってるね」と思われたら、むしろ喜ばしいと思うべきです。なぜなら、変わり者であることを恐れる自分から脱皮できたとき、前頭葉は活発に動くようになっているからです。

How to Rejuvenate Yourself

17 万人に好かれようと思わない

前頭葉型の人間は欧米で「面白いやっ」と賞賛される

変わり者であることを恐れていたら前頭葉は働かないと述べましたが、たしかに前頭葉をフルに働かせているような人は、周囲から奇異な目で見られることがあるでしょう。そう考えると、芸術家に変人が多いのもうなずけます。

前頭葉型の人は、ユニークな視点からものを言ったり、ときに突飛なことをしたりするので、周囲から面白がられますが、万人が面白がってくれるわけではありません。面白がる人たちがいる一方で、「ヘンな人」と怪訝《けげん》な視線を向けてくる人たちもいます。そして、どちらかといえば世間には前者が少なく、後者のほうが多いと考えられるので、前頭葉を使って面白い人になろうとすると、必然的に少数派になることを覚悟しなければなりません。

要するに、前頭葉型は基本的に万人向けではないということです。したがって、前頭葉型になるには「嫌われる勇気」をもたなければならないわけです。

こうした点で、とくに同調圧力の強い日本は前頭葉型人間にとって生きづらい国といえます。欧米であれば、人と違うことを言うと、こいつは面白いやつだと称賛されますが、日本ではそれ以上に眉をひそめる人のほうが多いからです。

新型コロナウイルスの感染が広まってからマスク着用が当たり前になり、日本では街でマスクをしていない人を見つけるのが困難なほどになりました。たまにマスクをしていない人がいると周囲から白い目を向けられ、「自分はマスクをしない」と公言しようものなら、たちまち集中砲火を浴びてしまいます。

前頭葉型人間はこういう世の中を見ると、何か茶々を入れたくなるのですが、それすら許さないのがコロナ禍の日本です。

こういう社会では、周囲と合わせることに何ら違和感なく、みんなと同じであることにむしろ幸せを感じる人は、ある意味、楽に生きられます。周囲と衝突をおこすことはなく、嫌われる心配もないからです。また、これをしないと白い目で見られるのが面倒だからマスクをする人も多いはずですが、こちらのほうが若干、前頭葉型に近いといえます。

「前頭葉型」になって自由と喜びを手に入れる

もっとも、見方を変えると、同調圧力が大きく、そこからはみ出たことがなかなか言えないおかげで、日本では前頭葉型の希少価値が高いといえます。したがって、少し面白いことを言えば注目されやすいというメリットがあります。ヘンな目で見られても構わない覚悟があれば、周囲からあいつは面白いやつだと思ってもらいやすいわけです。

さらにもうひとつ前頭葉型の利点として、多数の人たちから白い目で見られたり嫌われたりする反面、少数の賛同者との絆が深まり、濃い仲間ができることがあります。

これは愛煙家どうしの結びつきに少し似ています。禁煙が広がって、昔はどこでも吸えたタバコが吸えなくなり、愛煙家はみな肩身の狭い思いをするようになりました。彼らにとっては、オフィスの隅に設けられた小さな喫煙ブースが唯一心おきなくケムリの吐ける癒し空間です。

それだけにそこに集う人たちは、少数派どうし、おのずと絆を深め、ブースの狭さに片身の狭さが重なって、その絆はいっそう確かなものとなり、愛煙家の揺るぎない親睦《しんぼく》の輪をつくりあげるわけです。

前頭葉型のサークルもこれと同様に、少数派ゆえに生まれる強い結束により、濃い仲間をつくりあげます。広く希薄な仲間たちに囲まれて「いいね！」と言ってもらうのを喜びとしつつ気兼ねしながら生きていくのがいいか。それとも、多くはないけれども濃厚な仲間たちと遠慮なく言いたいことを言い合いながら生きていくのがいいか。私なら迷わず後者を選びます。

非前頭葉型のサークルは、いわば嫌われたくないと願う人たちの集まりです。ですから、周囲と合わせることに腐心し、必要以上に目立たないように自己主張を控え、他人の話に注意深く耳を傾け、その場の薄い笑いに呼応しながら時間と空間をみんなと共有する。ここではKY（場の空気が読めない）であることが最大の罪といっていいでしょう。

嫌われたくないという共通の願いを軸にすると、こうしたサークルになるわけです。そこへ、おれは嫌われたって構わないよという人が現れたら、たちまち冷たい視線を向けられ、弾かれてしまいます。

しかし、嫌われることを恐れない人たちもまた別のサークルをつくっていて、そこへ行ってみると、まるで空気が違うことに気づきます。そこでは前頭葉をぶつけあうように自己主張が飛び交い、面白いことを言うやつが偉いのです。

嫌われることを恐れなくなったときから、人は自由と喜びを手に入れることができる。前頭葉型人間はそのことを知っています。

How to Rejuvenate Yourself

18

「企画会議」のイメージで雑談を楽しむ

会話を盛り上げるのは「肯定的」なアイデア

ふだんから前頭葉をよく使っている人は、雑談ひとつでも面白く、相手を飽きさせないものです。

それは単に話題が豊富で、いろいろな話の引き出しをもっているからだけではありません。会話は言葉のキャッチボールですが、そのキャッチボールが盛り上がるようにもっていくのがうまいのです。そのコツは、あるアイデアに対して「じゃ、こういうのはどう?」「こういうふうにもできるんじゃないか」とアイデアを重ねていくようにすることです。

ひとつのアイデアが導火線となって次々に新しいアイデアが出てきて、それをぶつけ合う。話が盛り上がるとは、双方によるアイデアの積み上げといってもいいでしょう。これは相手が見せた最初のアイデアに対して、こちらからも別のアイデアを返すことから生まれるものです。もし最初のアイデアに対して「ふーん、面白いんじゃないの」と返したら、それでストップしてしまいです。

つまり、相手のアイデアにはアイデアで返すのが話を盛り上げる第一歩です。

それはちょうど会社の企画会議をイメージしたらいいかもしれません。ある素案について、みんなで「こうすればもっと面白くなるぞ」「いっそ、こんなのはどうだ」とアイデアを出し合って形をつくっていく。ひとりで考えるよりも、みんなで考えたほうがアイデアが練られていくのは、他人の考えに触発されて刺激となり、その場にいるメンバーの前頭葉がよく働いているからです。

そんなとき「ちょっと待て。その案は部長好みじゃないから、上のＯＫが出ないよ」などと決まって水を差す人がどの職場にもいるものですが、組織で仕事をするなら、そうした役回りの人も必要でしょう。

しかし、仕事を離れた場でこれをやるのは感心しません。世の中にはなんでも否定することで自分の存在価値をみせようとする人がいますが、こういうタイプの「逆張り」は嫌われるだけです。会話を盛り上げるのは肯定的なアイデアのやりとりであって、否定から盛り上がりは生まれません。

「前頭葉」の活性化には、双方からのネタ提供が必要不可欠

ですから、まず相手の言ったことに同調して肯定的に受けとめ、そのうえで自分の考えを提示する。これが会話を盛り上げる基本パターンです。たとえば雑談で、

「おれ、よく家の鍵、どこに置いたかわからなくなるんだよ」

と言われて、「そんなの、鍵の置き場所を決めておけばいいじゃないか」と返したら、「うん、そうだな、そうしよう」で終わってしまいます。

そこで「いや、おれもよくやるんだよ」と同調してみせると、相手は、おおそうかという感じで身を乗り出してきて、「なんか、いい考えはないかな」と会話が盛り上がり、準備が整ったことになります。

ここからは、テニスボールを打ち合うようなリズミカルなやりとりになっていくとベストでしょう。

「たとえば、検知器みたいなものに鍵の形を記憶させておいて、鍵を感知したら音で知らせてくれるような装置ができないか」

「面白いね。でも、それ、鍵の上に新聞が置いてあったら検知できないんじゃないの」

「ああ、そうか」

「それじゃ、ドラレコみたいな目玉のついたＡＩロボットに鍵の形を覚えさせて、そいつに探させるのはどうかな」

と、こんなふうにアイデアが重なるやりとりが続けば前頭葉は活発に働いています。

気をつけたいのは、一見会話が盛り上がっているようで、じつは片方だけが一方的にしゃべっていることがよくあります。結果、もう片方は「へぇ〜、そうなんだ」と聞き役に回ることになりますが、この場合、聞き役は適当にあいづちを打っているだけなので前頭葉は使っていません。

しゃべっているほうも相手からの提案がないので、自分の頭の中にある、しゃべりたいことを芋づるのように引っ張り出しているだけで前頭葉を使っているとはいえません。

漫才の場合、ボケとツッコミで成り立っているので両方ともボケでは漫才になりませんが、通常の会話では双方とも自分から面白い話のネタを提供できないと、前頭葉の活性化になりません。

じつは話の面白い人には共通点があり、気配りのできる人が多いように見受けられます。その気配りというのは、相手を楽しませるサービス精神からきており、その場や相手によって何を話せば喜ばれるかを的確に判断できる人が本当の話し上手です。それもまた前頭葉の働きによるものであるのは言うまでもありません。

How to Rejuvenate Yourself

19

「自慢話」をするのは老化現象のひとつ

海外では「現在の幸せ」を大切にするのが当たり前

日本人は過去に生きているところがあると私は思っています。いくつになっても学歴を気にする人が多く、50歳、60歳になっても東大出身であることをひそかに自慢に思っている人はよくいます。そういう人がいると、私はほかに誇りになるものがないんだろうなと思ってしまいます。

そのほかにも、かつて一流企業に勤めていたプライドをずっと引きずっているリタイア組。酔っ払うと「これでも昔は女に不自由しなかったんだぞ」と放言する中年男。頭部の後退とEDに悩む年になっても、孫ができるような年になっても、学歴や女性遍歴を過去の栄光として胸に秘めつづけているわけです。

人間、ある程度の年齢になれば、みな過去に生きるようになるかといえば、そんなことはありません。海外では現在の幸せを大事にするのが当たり前で、イタリア人などは年齢に関係なく異性に今モテたいという気持ちを大切にします。かれらにとっては、過去ではなく、今どうあるかが大切なのです。

考えてみればこれは当然のことであり、日本人がおかしいと思わざるをえません。日本人は、昔はよかったと思うほど、現在が幸せでない人が多いのでしょうか。今が幸せであれば、過去のよき時代の思い出にひたることはないだろうし、まして過去の自分を他人に自慢する必要はないはずです。

とはいえ、過去を振り返ることを一概に否定的に捉えることできません。というのは、認知症の高齢者を対象にした心理療法で、あえて自分の過去の楽しかった思い出を振り返る〝回想法〟という治療があるからです。これは高齢者がカウンセラーと一緒に人生の幸せな出来事を思い起こしてもらうもので、それによって自分を肯定的にとらえ、認知症の精神的な不安から来る問題行動の改善につなげるものです。

この場合、過去を振り返るのは、高齢者に元気になってもらうためにするもので、過去にひたるのが目的ではありません。これに対して中高年が過去の自慢話をするのは、未来につながるような前向きのものではなく、単に現状に満足できていないことの裏返しです。

昔の自慢話で「前頭葉」の活性化はあり得ない

だいたい昔の自慢話を聞かされるほうは基本的に退屈しているものです。いや、そんなことはない、みんな、おれの話をちゃんと聞いているぞと思っているとしたら、少々おめでたいと言わなくてはなりません。

その場合、職場の部下たちが上司であるあなたの話を、しょうがないからちゃんと聞いているふりをしてあげているだけで、内心「また始まった」と思っているはずです。それに気づかないのは、しゃべっている本人だけというのは、かなり滑稽な図です。

自慢話をよくすること自体、老化現象のひとつですが、思い当たる人は、とくに酒の席では注意が必要です。自慢話や昔話をしているとき、話している本人はいたって気分がいいため、周囲がどう思っているかまで気が回りません。そのため、ひとりだけ気分よくうまい酒に酔い、周囲の人はみな、うまくもない酒につきあっている。そういうことになりがちです。

それに、いくら昔の自慢話をしたところで前頭葉の活性化とは関係ありません。昔話は過去の記憶を引き出しているだけなので、それこそうんと脚色して面白おかしい話につくりあげるなら別ですが、そうでなければ、昔話によって前頭葉が使われることはほぼありません。

仕事自慢であれ学歴自慢であれ、自慢話とは要するに自分がかつて優秀だった、賢かったという話ですが、大切なのは、かつてではなく、いま賢くあることです。かつていかに賢かったかを引っ張り出してきても、前頭葉は使われず、賢くもなりません。

ただし、昔話でも失敗談にかぎっては他人に聞いてもらう価値があります。かつてどのような失敗をして、その原因は何で、そのときどう対処したか。それらひとつひとつが聞く側にとって貴重な教訓となって頭に刻まれたなら、有益な情報として価値をもちます。つまり、過去の自慢話は、話している当人の気分がよいというのが唯一のメリットですが、過去の失敗談は多くの人の教訓になるという未来志向の価値をもつわけです。

聞く側も自慢話を聞かされるよりも失敗談のほうが興味をひかれますし、話す当人もまた自慢話をするときのように調子づいて周囲が見えなくなることもないでしょう。冷静に話をして、それをきちんと受けとめてもらえるのが失敗談です。とりわけ、なぜ失敗したか、その要因を整理して分析するのは、前頭葉を使う知的な作業といえます。

手痛い失敗、致命的な失敗ほど、過去の汚点として、こっそり記憶の隅に隠し持っておきたいものです。しかし、それは有益な情報であり、披露しても人からソッポを向かれない唯一の昔話かもしれません。

How to Rejuvenate Yourself

20 「体験」に基づく話は面白い

本で得た知識よりも、「体験」した話を語るべし

つい長々と自慢話をしてしまうおしゃべりも困ったものですが、かといって、口数が少なく、そのために周囲からつまらない人と思われるのも考えものです。オレの話なんてどうせつまらないよ、たいした人生を歩んできたわけもないし……。シャイな日本人には、そう思っている人が多いはずです。

しかし、じつはどんな人でも、話のネタ、人に語るに足るものをもっています。それは自分の「体験」を語ることです。

こういうと、こんな平凡な人生で、人様に語るような珍しい体験なんかしていないと思うかもしれません。でも、語るに足る経験とは珍談や奇談のたぐいばかりではないのです。

たとえば高校の同窓会に出ると、私などは本を書いたりメディアに出たりしていることもあり、同級生たちから話を聞きたがられます。そこで、みんなが知らないような話をすると喜ばれるのですが、その一方で、私は私で彼らの話を聞くと、へえ、そうなのかと思うことが多々あります。それは当然のことでしょう。

なぜなら、銀行に長年勤めている同級生なら金融界の事情通だし、役人であれば役人だけの独特の世界があり、それもまた部外者にはとても興味深いからです。

つまり、誰しも普通に社会経験を積むなかで、おのずと語るに足るものを蓄積しているということです。自分ではそれは当たり前のことだから、他人からすると、面白いということに気づいていないわけです。

もちろん、それは仕事がらみの話だけではありません。趣味や道楽にそれなりの時間とお金を注いできたなら、その世界のうんちくを語らせたら他人にひけをとらないと自負する人もいるでしょう。私だって、もう10年以上、週に4回はあちこちのラーメンを食べつづけているので、ラーメンなら少しくらいは語れるかもしれません。

仕事であれ、趣味であれ、なぜそれらの話が人をひきつけるだけの力をもちうるかというと、その話がその人の「体験」に基づいているからです。実際の体験というのは、そうした強さをもっています。この強さが、本などで得た知識との違いです。

人から誘われたり勧められたものは「やってみる」

実際、経験を通して自分の血や肉となった知識とくらべると、本で知り得た知識など、ほんの薄っぺらなものです。だから、本やネットで集めた情報で知った気になるのではなく、なにごとも実際に経験してみることが大切なのですが、それは年齢に関係ありません。

「最近のろくに現場を知らない若い連中は、頭でっかちでいけない」などと不満顔の中高年こそ、じつは要注意です。

人は年齢を重ねると、実際に経験していないのに「おれはわかっている」といった錯覚を抱きがちです。そのうえ、前頭葉が衰えてくると意欲が減退してくるため、新しいことを始めるのがだんだん億劫になります。

したがって中高年こそ実際に経験することの大切さを再認識すべきであり、前頭葉を衰えさせないためにも、新しいことへのチャレンジが大切です。

若いころは、これは面白そうだ、自分もやってみようという気になったのが、年齢とともに、そう思わなくなる。はしゃいだり、飛び回ったりしなくなると、日本ではよく「大人になった」と言いますが、これは端的にいって老化です。面白そうだと思わなくなったら、前頭葉の機能が低下しているとみていいでしょう。

あるいは、何をすれば面白いのかがわからないという人もいますが、ひとつはっきり言えるのは、自分で実際にやってみないことには面白いかどうかわからない、ということです。そういう意味では、人から何かに誘われたら、あまりあれこれ考えずに乗ってみることです。

私はワインが好きで、自宅にはワインセラーはもちろん、冷蔵庫の中にも常時ワインがぎっしり入っており、年間にワインにつぎ込む金額を口にすると、一様に目をむいて驚かれます。こんなワイン好きになったのは、30代半ばのころ、出版社の編集者に誘われて、おいしいワインを飲ませてもらったのがきっかけです。ちょうどそのころ3ヵ月に一度アメリカに行っていたので、カリフォルニアワインのおいしいのを飲んでいるうちに本格的に好きになりました。

ですから、あのとき編集者のお誘いを断っていたら、ワインのおいしさを知らずに生きていたことになります。そう考えると、人から誘われたり勧められたりしたものは、とりあえず乗ってみる。これは好きなものに出会うために大切なことです。

最初のきっかけは、えてして誰かが与えてくれるものです。しかし、結局は自分で動かないことには、出会いもチャンスもつかむことはできません。

How to Rejuvenate Yourself

21

50歳からはアウトプットを心がける

蓄積した知識を引き出す習慣をつける

脳は前頭葉から縮みはじめ、前頭葉が衰えると新しいことを始める意欲がなくなることは、ここまでに述べたとおりです。ですから、前頭葉を衰えさせないようにすることが大切なのですが、ここで問題がひとつあります。

それは通常、前頭葉の衰えを自覚するのはむずかしいということです。というのは、前頭葉が衰えると新しいことに対処するのが苦手になりますが、これまでやってきたことについては支障なくできるからです。

たとえば業務のシステム化にともない仕事のやり方が大幅に変わった場合、その変化についていくのがむずかしくなります。しかし、そうした変革や畑違いの部署への異動などがなければ、これまでどおりに仕事ができます。そのため、前頭葉が衰えていても、それに気づかないことが多いわけです。そうしたことから、自覚のないまま衰えが進行していくことも考えられ、50歳を過ぎたら脳にはそういうリスクがあるということです。

このことを踏まえて、50代以降の脳の使い方のポイントを述べると、まずこの年代になったら、インプットよりもアウトプットを心がけることです。

なぜアウトプットかというと、年齢とともに新たな記憶が苦手になることと併せて、アウトプットを増やすことで既存の記憶をより確かなものにすることができるからです。ある程度の年齢になると、人の名前が出てこないことがよくありますが、日常的によく口にしている人の名前は、すぐに出てきます。つまり、よくアウトプットしていることは忘れないということです。

年齢とともに記憶力が低下するのは仕方がありませんが、過去に記憶したことはちゃんと残っています。ただ、年をとると、その引き出しがうまくいかなくなり、とくにふだん使わない記憶についてはそうなりがちだということです。

50代になれば、それなりに知識を蓄積しており、これからはそれを積極的にアウトプットすることが頭のトレーニングになります。今はＳＮＳなど情報発信ツールも普及しており、アウトプットがしやすい時代になっています。

良好な対人関係を作るうえで欠かせない「前頭葉」

記憶力の低下について、もう少し話を続けましょう。

こう言うと意外に思われるかもしれませんが、年齢による記憶力の低下には感情の老化も関わっています。

前述のように前頭葉は思考や意欲とともに感情を司っているため、前頭葉が衰えてくると感情も老化します。感情が老化すると、記憶する際に大切な「理解」と「注意」のうち、とくに注意に影響が出るようになります。つまり、注意力が低下するために、ものごとを頭に刻みつけにくくなるわけです。

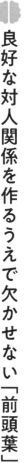

一般に、うつ病になると記憶力が低下しますが、これは心に不安があると注意力が散漫になり、読んだことや言われたことを忘れてしまうためです。これと同じで、年齢による記憶力の低下も、じつは注意力のレベルが落ちたことからおきる現象なのです。

ですから、もの覚えが悪くなったと悲観することはありません。暗証番号やパスワードが覚えられないのは、無意味な数字やアルファベットの羅列になっているため、先ほど述べた記憶する際に大切な「理解」を伴わないからです。したがって、パスワードが覚えられないからといって嘆くことはなく、逆に自分の好きなことや関心のあることなら、年をとっていても、意外に覚えられるものです。これは理解を伴ううえに、自分の関心のあるものに対しては「注意」のレベルが上がるためです。

そうしたことから、年をとってからも趣味を持ち、好きなことを続ける。それが脳の老化を防ぐためにも大切であることがわかります。

ところで、老後の趣味や道楽は、楽しい仲間との交友があってこそ、いっそう充実したものになりますが、じつは前頭葉の働きは、良好な対人関係をつくるうえでも大切な役割を担っています。

ＩＱ（知能指数）に対して、「心の知能指数」に相当するＥＱという概念がありますが、これは具体的には「自分の感情をコントロールでき、かつ他人の感情も推しはかることができて、対人関係をうまく築くこと」を趣旨としています。

良好な人づきあいをするうえで大切なＥＱですが、その提唱者である心理学者のダニエル・ゴールマン博士は、ＥＱは40代をピークに低下していくと述べています。このＥＱもまた前頭葉の管轄ですから、年齢とともに前頭葉が衰えると、対人関係がうまく築けなくなることが懸念されるわけです。

リタイアしたら、愉快な仲間たちと楽しい時間を過ごしたい。そんな願いをかなえるためにも、前頭葉はいつまでも元気にしておかなくてはいけません

How to Rejuvenate Yourself

22

失敗して落ち込んだときは、反省しない

落ち込んだときの反省は「負の悪循環」をまねく

えてして悪いときには悪いことが続くものです。夫婦ゲンカをして憂さ晴らしにパチンコをしたら大負けした。よくないことが続いたので、わざわざ遠方の神社まで厄払いに行ったら、帰路、大渋滞に巻き込まれてしまった……。

こうした不運の追い打ちみたいな経験は、誰しもあるでしょう。二度、二度と悪いことが続けば、天に見放されたような気分になり、落ち込んでしまいますが、ものは考えようです。いくら不運続きでも、このままずっと悪いことばかり続くわけがない。悪いことが続いたあとは、きっといいことが待っている。これだけ凶を味わったのだから、そろそろ吉に転じるはずだ。

そう考えれば少しは気分も晴れてきます。人間、つねにポジティブに考えることができたら、幸せを手に入れることができます。

じつのところ不運続きの最中に、なかなかポジティブになれるものではありませんが、だからこそ、落ち込んだときにぜひ思い出していただきたいことがあります。それは「落ち込んだら、けっして反省しないこと」です。

人は失敗して落ち込んだときに反省すると、しなくてもいい自分のあら捜しを始めるものです。そして自分のダメなところを次々に列挙して、重いため息をつくことになります。

そもそも、いくら反省したところで、失敗してしまった過去はどうすることもできません。本来反省は、それを踏まえて今後よりよくするためにするものですが、落ち込んでいるときは、なかなかそうした未来志向にはなれないものです。

そのため、落ち込んだときに、くよくよ考えると、ますます悪いほうに考えて悲観的になってしまいます。これでは「負の悪循環」を生み出すために反省するようなもので、いい方向へは進みません。

だから、落ち込んだときは反省しないと決めておくことです。反省は調子に乗りすぎたときにするもので、落ち込んだときの反省は泥沼化して精神的ストレスから、うつ的状態になってしまいます。

マイナスの裏側にあるプラスを発見せよ

そこで、失敗して落ち込みそうになったら、これは新たなことが試せるチャンスをもらったのだと思うようにしたらどうでしょうか。先ほどの「凶の次は吉」ではありませんが、ものごとはすべて表裏一体です。

たとえば、最近は熟年離婚が増えていますが、年をとってからのひとり暮らしは、とくに男性の場合、食事が味気ないものになりがちです。もともと料理好きの人ならともかく、そうでなければ、どうしても外食頼みになってしまいます。でも、そう悲観したものでもありません。なぜなら、外食が多いということは、いろいろな料理が楽しめるチャンスが増えたと考えることができるからです。

食事代がかさむとか栄養バランスが気になるといった懸念はあるにしても、おいしいもの好きであれば、ひとり者の外食生活は悪くはなさそうです。

コンビニだって、男のひとり者には心強い存在です。さすがに毎日コンビニ弁当では飽きてしまいますが、最近はどこのコンビニもレトルトの総菜を充実させています。もともと単身者ニーズを捉えた品揃えをしているのがコンビニですから、コンビニ頼みの食生活でも、それなりのバリエーションが楽しめるということです。

男の食生活をもう少し豊かにしたければ、休日にデパートの食料品売り場に足を運んでみてはいかがでしょうか。デパ地下は、いわばおいしいものの宝庫で、くまなく歩けば、いろいろな発見があります。各地の特産品を集めたフェアをよくやっていますが、こういう催しは新たな味覚を知る絶好の機会です。

こうして離婚を機においしいものに目覚めて食べる楽しみが増えたなら　その分、人生が豊かになったことになります。つまり、ひとり者になって知る楽しみや面白さはたしかにあるということです。

さらにひとり者になると、それまで家族のために割いていた時間をすべて自由に使えるようになります。趣味に時間を費やすのも、もう奥さんの顔色をうかがいながらする必要はありません。オフはすべて自分の好きなことに費やそうと思えばそれもできます。離婚にともなって蓄えが半分になったとしても、お金では買えない自由な時間を手に入れたと思えばいいのです。

禍《わざわい》を転じて福となす、ではありませんが、マイナスの裏側には必ずプラスがあります。百パーセントすべてマイナスだけ、というものはおそらく存在しないでしょう。問題は、そこにあるプラスをプラスとして自覚できるかどうか。失敗の反省ばかりしていたら、それはいつまでも見えてきません。

How to Rejuvenate Yourself

23

二分割思考は「うつ病」をまねく

「論破」は当人の気分がよいだけで、意味がない

「勝ち組」「負け組」という言葉がすっかり定着しましたが、なにごとも勝ち負けで価値を決めるような考え方は非前頭葉的で、どうかと思います。

勝ちでなければ負け。勝者にあらずんば敗者。これは白か黒か、善か悪かの二分割思考そのものです。前にも述べましたが、ほかにもいろいろな選択肢があるんですよ、勝者でなくても全然かまわないんですよ、ということを受け入れないと、うつ病をまねく危険性があります。

精神科医の立場からすると、勝ち負けに関して、最近少し気になる言葉があります。「論破」というのがそれです。

かつて論争というのは、学生が集会などの場で意見を直接戦わすことでしたが、今はSNSの発達によってネット上での言い合いになりました。そうしたなかで論破を得意とし、「論破王」と称される人も出てきました。ネット時代が生んだ一種のヒーローです。もろもろの社会事象をめぐる異論や反論を、端的な言説でズバッと切り捨ててみせ、相手を沈黙させる。そんな論破が注目されるようになったのは、多くの人はなんとなくモヤモヤと感じていることを、すっきりさせてくれるからです。「答えはこれだ」と明示してくれるわけです。

しかし、論破したところで相手は沈黙するだけのことで、それによって考えを改めるわけではありません。じつは私も駆け出しの医者だったころ、仲間とともに精神医療のありかたをめぐってよその教授らと議論をして沈黙させたことがありました。そのときは相手を言い負かせて悪い気分はしませんでしたが、今にして、あれは単なる徒労にすぎなかったと思います。あのとき沈黙した教授たちが、それで考えを改めるはずがないからです。「おお、そうか。よしわかった、ご苦労さん」でおしまいです。逆に腹を立ててかえって患者をいじめるかもしれません。

結局、いくら論破しても、そこから生まれるものは何もないということです。論破した当人の気分がいいだけのこと。それ以上でも、それ以下のものでもありません。

ですから、論破した人がそれによって相手をやっつけたつもりになるのは勝手ですが、論破自体は何の意味もなく、また、言い負かされた側も論破されたからといって落ち込むことはありません。そもそも論破好きの相手に、まじめにやり返そうとするからいけないのです。もし、そういう相手が論破を挑んできたら、「ああ、この人は二分割思考しかできないんだな」と思えばいいことです。

世の中に「正解」などどこにもない

考えてもみてください。なにごとも世の中に正解などどこにもありません。たとえば高血圧の患者は日本に4300万人います（2010年推計　日本臨床 2015：73：1803）。上の血圧が140以上（下の血圧は90以上）で高血圧と診断されます。誰もが「血圧が高いのは危ない」と降圧剤を服用しますが、実はクスリで血圧を下げると脳の血流がとどこおり、悪くすると意識障害をおこす危険性があります。つまり、降圧剤を飲んで数値が下がったと喜んでいる人は、じつはリスクを抱えこんでいるわけです。

タバコは体によくない。これも常識になっていますが、タバコのもたらす精神的な安定のおかげで長生きする人だっています。現代医学、とりわけ西洋医学の悪いところは、すべからく個人差を無視していることです。医療において、つねに個人差がある以上、万人にとっての正解などありえません。

要するに医学は今も発展途上の科学にすぎず、医療常識と思われていることが今後覆《くつがえ》る可能性はおおいにあり、現にそうした事例はたくさんあります。このクスリにはしかるべきエビデンスがあるといっても、それは確率論的にあなたにも効き目が期待できるという話にすぎず、効かない可能性ももちろんあります。つまり、そのクスリはまちがいなくあなたに効く「正解」ではないのです。

というように医療の世界に正解はなく、それは、あらゆるものごとにおいて同じです。それなのに、他人を論破したがる人というのは、正解はこれしかないという信念に凝り固まっている人たちです。そういう人に対しては、

「その正解は将来変わる可能性がありますが、あなたはそれが本当に変わらないと思っているのですか。最初から正解が決まっているとしたら、それは科学ではなく宗教です」

と言いたいと思います。

それに、〝世の中に正解がある〟という発想を捨てないと前頭葉は機能しません。答えがわかったと思った時点で、それ以上考えたり試したりしなくなるからです。

答えがわからないから、人はそこに面白さを見いだし、創造力を発揮しようとする。二分割思考の論破は、その楽しみを遮断するものでしかありません。

How to Rejuvenate Yourself 24

中高年は「強い刺激」でないと笑わない

前頭葉の機能が低下すると、少々の刺激では反応しない

私はかねてより、日本一の若手漫才師を決める『M－1グランプリ』の審査員を全員80歳以上にしたらいいいと思っています。冗談だと思われるかもしれませんが、本気でそう思います。なぜ80歳以上の審査員か。高齢の人を笑わせられない芸人は、プロの芸人とはいえないと考えるからです。

10代の若者を笑わせるのは、芸人にとってたやすいはずです。箸が転んでもおかしい年頃であれば、笑わせるのに苦労はしません。それが30代、40代、50代と、客の年齢層が上がるにつれて、だんだん手ごわくなってきます。若者にはウケたネタが、大人にはウケなくなるからです。

じつはこれも年齢による前頭葉の機能低下によるもので、人は年齢とともに強い刺激でなければ反応しなくなります。年をとると、少々の刺激では前頭葉が反応しなくなるのです。だから、笑いにしても、強いもの、つまり本当に面白おかしい芸でなければ、中高年はなかなか笑ってくれないわけです。

年をとったら若手芸人の面白さがわからないんだよ、と思うかもしれませんが、これは違います。若者しか笑わせられない芸人はたくさんいますが、中高年しか笑わせられない芸人はあまりいないと思われるからです。その証拠に大阪の「なんばグランド花月」に行くと、お年寄りの方や、年配のおじさんたち、おばさんたちが大きな口をあけてゲラゲラ笑っています。では、若い人たちは笑っていないかというと、そんなことはありません。若い人たちも同じように笑っています。

本当に面白ければ、老いも若きも笑わせられる。だから、80歳の人を笑わせられたら、その芸は本物だと思うわけです。

ちなみに還暦を少し過ぎた私は、バラエティ番組に出てくる、ひな壇芸人たちが面白いと思ったことはありませんが、「なんばグランド花月」に出ている芸人は面白い。それは私がもともと大阪生まれだからという以上に、花月の笑いが強い刺激を与えてくれるからです。

新鮮な感動を得るためには「未知の領域」に踏み込む

強い刺激というのは、もちろんお笑いばかりではありません。食べ物でも景色でもそうです。若いころならファストフードの牛丼を食べてもおいしいと思うし、東京タワーに上っても感激します。でも、中年になると、牛丼や東京タワーでは感激しなくなります。

では、何に感激するかというと、料理なら一流ホテルのレストランや有名シェフの店。旅行であれば、ありきたりの外国ツアーではなく、豪華客船の旅や北極圏のオーロラーツアー。というように年齢を重ねると、よりぜいたくでグレードの高いもの、あるいは本物志向であることが強い刺激になるわけです。

年齢とともにこのようになるのは、前頭葉の機能低下とともに、もうひとつ「慣れ」も要因になっています。

中年以降になると、おいしいものを食べる機会も増えますが、それによって一流の味も「こんなものかな」で終わってしまうようになります。要するに口がぜいたくになるわけですが、予想と現実のギャップがあるほど感動は大きくなるのですから、舌が肥えて予想がつくようになると、感動も薄れてしまいます。

そこで中年を過ぎて新鮮な感動を得るには、どうしたらいいか。それは、ぜいたく路線を突き進むよりも、これまで経験したことのない未知の領域に足を踏み入れるほうがいい、ということです。

料理なら、これまで口にしたことのない国の料理を味わってみる。あるいは、おいしいものを食べるだけではなく、自分でつくることに挑戦してみるのもいいでしょう。新しいことに挑戦するのに年齢は関係ありません。いくつになっても、やりたいことをやったほうが人生は豊かになり、前頭葉の活性化にもなります。

とはいっても、何をすれば感動をもたらしてくれるか、10代の頃のように夢中になれるのか。とりあえず興味のあることはあるけれど、さて何からどう始めてよいのかわからない……。こういう手探りの状態のときに、心強い味方になってくれるのがSNS（ソーシャル・ネットワーキング・サービス）です。

これを活用すれば、いろいろな趣味のコミュニティを通して情報収集ができるだけでなく、こちらから発信したり、コンタクトをとって交友関係を広げることができます。ブログは不特定多数の人を対象にしていますが、フェイスブックやインスタグラムは情報発信の対象が選別されるため、交友関係を築くのに有効です。

つまり、SNSは人を通じて楽しみや生きがいを見つけるツールといえます。新たなチャレンジの扉は、パソコンやスマホが開いてくれるというわけです。

How to Rejuvenate Yourself

25 「想定外」が、人生をいきいきとさせる

「地雷を踏む」以外は何をやってもいい

大人の前頭葉を揺さぶる「強い刺激」というと、不倫やギャンブルといった少々危ないものを思い浮かべる人も多いでしょう。

こうした道徳的にほめられないものを前頭葉の活性化によいからと安易に勧めるのはためらわれますが、私は基本的に地雷を踏むこと以外はやってもいいと考えています。「地雷」というのは、法律に触れることや身の破滅につながるようなことだと考えてください。

是非の分岐点がかなりユルいと思われそうですが、年をとったら、そのくらい自由に、おおらかに考えたほうがいいと思うからです。というのは、日本人は我慢強い国民性といわれますが、とくに中高年にとって我慢はけっして美徳ではありません。

日々節制して健康維持に努めるとともに、お金も節約して、自分の老後と子どもたちのために、なるべく残そうとする。しかし、こうした節制と節約によってストレスやフラストレーションを溜めこむことになります。それればかりか、高齢になってからの節制は、老化を早め、寿命を縮めるなど、ろくなことはありません。むしろ我慢から自分を解放してやることが長寿の秘訣だと私は考えます。

健康のために食べたいものも食べずに我慢し、人目を気にして年相応の格好をし、つねにハメを外さないように振るまい、酒はたしなむ程度にとどめ、ギャンブルには手を出さない。これをもって手本とすべしとする人もいると思いますが、こういうハミ出さない生き方は前頭葉が喜びません。

規格外のもの、想定外のもの、答えがあるのかないのか見えてこないもの、やってみなければわからないもの。こういうものと向き合ったほうが前頭葉は刺激されますし、なによりも自分の人生がいきいきと感じられるでしょう。

多くの人は、社会に出てからずっと自分を殺して生きてきたはずです。この先、リタイアしたのちも長い人生が待っていますが、もう自分を殺すことはありません。「地雷を踏む以外は何をやってもいいさ」と思えば、いろいろな可能性や選択肢が見えてくるのではないでしょうか。

ギャンブルや酒の「依存性」に要注意

まだ60年と少しですが、自分のこれまでの人生を振り返ってみて、好きなようにやっても、そうひどいことにはならない、というのが実感です。地雷を踏むことはまあない、ということです。ただ、それははっきりした目標があったからかもしれません。

私は47歳で念願の映画を撮り、映画監督になりましたが、映画監督になろうと思ったのは高校2年のときです。ところが、その年にそれまで唯一、助監督の採用を続けていた日活が採用試験をやめてしまった。それで自分で映画をつくるしかないと思い、医学部志望に変えました。当時、自主映画なら1~2千万円を集めれば映画が撮れましたから、医者になれば、そのくらいのお金の都合はつくだろうと考えたわけです。

それから医者になったのち、受験生相手のビジネスを手がけるようになり、それで貯めたお金で映画を撮ることができました。映画監督になろうと決めてから、ちょうど30年後のことです。

紆余曲折がありましたが、映画を撮りたいという思いをずっと持ちつづけていたから、その目標に向かって進んでこられたと思います。おかげでギャンブルや酒におぼれることがなかったのかもしれません。

ギャンブルや酒は、身を滅ぼすことがあるという意味で「地雷」になりうるものですが、もう少し掘り下げて言うと、依存症の危険性があるから注意が必要なのです。

ギャンブルや酒、薬物、ゲームなどにおぼれる人がいると、よく「あれは意思が弱いからだ」といわれますが、依存症は意思の強い弱いとは関係なく、意思のコントロール機能が壊れる脳の病気です。この病気にはドーパミンという脳内物質が大きく関わっていますが、ドーパミンは快感や多幸感をもたらすもので、酒や薬物、ギャンブルなどによって脳内にたくさん放出されます。そのため、快感や多幸感を欲しがる回路ができあがり、脳がより強い刺激を求めるあまり、自分の意思をコントロールできなくなるのです。

気をつけたいのは、依存症は比較的若い人がなりやすい傾向はあるものの、誰でもなる可能性があることです。孤独感やストレス、不安、焦りなどが引き金になる場合も多く、けっして他人事と片づけられない病気です。

ちなみにＷＨＯ（世界保健機関）はギャンブル依存症を精神障害と規定していますが、日本では厚生労働省の研究班が２０１７年に成人男性の６・７パーセントがギャンブル依存症の疑いがあると指摘しています。パチンコか競馬か競輪か、ともかくギャンブルをやめたくてもやめられない人が、これだけいるということです。

長年の飲み過ぎによってもたらされるアルコール依存症は、予備軍も含めると全国に

400万人以上とみられていますが、飲み過ぎが習慣化してから依存症になるまで、男性は20年以上、女性はその半分といわれています。いつでもどこでも飲みたくなり、つねに手元に酒がないと落ち着かないのがアルコール依存症の特徴です。

アルコール依存を自覚している人は、週に1日か2日飲まない日をもうけるべしといわれますが、もうひとつ大切なのは、ひとり飲み、宅飲みをしないことです。ひとりで飲むと、どうしても酒量が増え、ブレーキがかかりにくくなるためで、一緒に誰かいたほうが節度が保たれます。

日本は深夜でもアルコールを買うことができる世界でも珍しい国です。アルコールが切れたら、24時間いつでもコンビニへ行けばすぐに手に入ります。アルコールのテレビCMも日本は野放しですが、外国は違います。欧米の多くはウイスキーなどの強い酒のCMは禁止。ビールやワインのCMは流れていますが、飲むシーンを見せるのは禁じられています。ですから、日本に来た外国人はテレビでアルコールをうまそうに飲むCMが堂々と流れているのを見て驚くわけです。

つまり、日本はアルコール天国であり、それだけにアルコール依存症になる危険性は誰にでもあります。ちなみに、日本のアルコール関連死（自殺や肝臓病を含む）は、年間およそ3万5000人。この「地雷」を軽くみてはいけません。

3章

性ホルモンは「若返りホルモン」

美男・美女が一気に老け込む「更年期」こそ、逆転のチャンス

10代で誰にでも「思春期」がくるように、「更年期」はホルモンや、神経伝達物質の減少に伴い、男女問わず訪れる人生の転換期。性ホルモンを増やす食生活や、補充療法で老化を食い止め、若返る方法をご紹介します。ホルモンバランスを10年戻すことで、アグレッシブになり生きやすくなります。

How to Rejuvenate Yourself

26

「男性更年期」は泌尿器科で劇的改善

ホルモンバランスの乱れで「うつ」になりやすくなる

「更年期」といえば、女性だけのものと思われがちですが、元気な働き盛りから高齢への移り変わりの時期のことで、男性もホルモンのバランスや脳の機能、神経伝達物質、体の代謝機能などがさまざまな形で変わります。

40代半ばを過ぎた頃から「めっきり太ったなぁ」と自覚している人の中には、乳房《ちぶさ》がふくらんだような気がしている人も多いのでは。これも男性ホルモン（テストステロン）が減ってくることが原因のひとつです。テストステロンには筋肉を増大させて、男らしい筋肉質なボディラインを作る作用がありますが、中年期以降、それが減少するので、男性の体も、女性の様にふっくらし、腹が突き出して「中年体型」になってくるわけです。

男性ホルモンが減少する更年期は、心身ともに大きな曲がり角。

「おれも老けたなぁ」「中年だから仕方がない」と思って放っておくと、さまざまな身体的、精神的な問題が出てしまいます。端的にいえば、老化を早めてしまうのです。

一般に男性ホルモンの多い人は攻撃性が高いといわれますが、冒険心や競争心を高める働きもあるため、常にアグレッシブでいられます。しかし、男性更年期には、その男性ホルモンが下ってくるため、やる気も根気も衰えてしまう。今まで旅行好きだった人が出不精になる。オシャレだった人がファッションに無頓着になるといったことが起きてきます。

しかも、間の悪いことにこの時期にはセロトニンなど神経伝達物質が減ってくるのでうつになりやすい。加えて意欲や好奇心に関係している前頭葉の萎縮も目立ち始める時期。内分泌機能（ホルモン）、心、脳のいずれもが、老化への曲がり角を迎える時期なのです。ホルモンバランス以外にも様々な老化につながる変化が起こる時期で、私は「思秋期」と呼んでいます。

私が考える「思秋期」の代表的な変化とは以下の3つです。

①男性ホルモンの減少
②セロトニンなどの神経伝達物質の減少
③前頭葉の萎縮（感情や思考の老化）

今の治療が効かない場合は、ほかの治療を試してみる

40～50代になると、ストレスを緩和して精神の安定をもたらす神経伝達物質セロトニン（通称「幸せホルモン」）が減るため、うつ病になりやすい。

うつは男性ホルモンの不足による男性更年期障害の症状とよく似ているので、注意が必要です。男性更年期障害は以前、漫画家のはらたいらさんがこれに苦しんだことを公表して一般に知られるようになりました。意欲と気力、集中力の減退などから、うつ病になったと思ったはらさんは、専門医にかかってクスリを飲みつづけましたが、いっこうに症状は改善しません。その後、うつ病ではなく、男性の更年期障害であることが判明し、適切な治療によって元気をとり戻しました。もし、うつを自覚して心療内科に通いはじめたものの、半年たって改善しなければ、泌尿器科を訪ねることをお勧めします。そこで、男性ホルモンが減っていないかを調べてもらってください。その場合、事前にネットで「LOH症候群（男性更年期障害は現在この病名で呼ばれています）」を診てくれる泌尿器科であるかどうかを確認したうえで訪ねると安心です。

そのほか、なんとなく具合が悪いと感じて、一般の病院を受診してみたが、「どこも異常がない」と診断された。この場合も、男性更年期障害を疑ってみる必要があります。

症状がよく似ている、うつ病と男性更年期障害ですが、われわれ精神科医がうつと判断する大きなポイントは2つあり、それは睡眠と食欲です。一般に不眠症は寝つきが悪いのですが、うつの場合は、夜中に何度も目を覚ます熟眠障害や、明け方に目が覚める早期覚醒が多いのが特徴です。また、食欲については食欲不振と過食の両方があります。

ちなみに、睡眠の質をよくする脳内ホルモンとしてメラトニンが知られていますが、これも年齢とともに分泌量が減っていくことがわかっています。メラトニンを増やすには日中外に出て、光を浴びることが大切です。ホルモンバランスが崩れるこの時期、とくに運動したわけでもないのに、朝起きたら首から背中、足腰の筋肉が痛むと訴える人は多い。これは男性ホルモンの減少で筋肉が再生されなくなるために起きる症状。うまく筋肉が再生できなくなると、結果として筋肉は「溶けて」しまって、筋肉を構成する筋繊維には収縮できない繊維細胞が残る。筋肉痛が起きたり、痙攣《けいれん》したりするのはそのためです。

そのほか、うつに有効な「幸せホルモン」セロトニンが不足すると、痛みに対して過敏になることがわかっています。最近、整形外科で慢性の腰痛などに苦しむ患者さんに、抗うつ剤が使われるようになりました。よく使用される「選択的セロトニン再取り込み阻害薬（SSRI）」は、一度放出されたセロトニンの細胞内での再取り込みを阻害することによって脳内のセロトニン濃度を高めるクスリです。

How to Rejuvenate Yourself

27 「歩く、家事をする」で機能水準を維持する

中年太りの原因は男性ホルモンの減少

学生時代の友人と同窓会などで20年ぶりに会ったりすると、お互いの変貌ぶりに驚くことが少なくありません。

「昔はスリムだったのに、ずいぶんと太ったなぁ」

「おまえこそ、ビールっ腹じゃないか。コレステロール値大丈夫?」

などと、遠慮のない会話が飛び交うかもしれません。「貫禄がついた」と言い換えたところで、つまりは「中年太り」なのです。

なぜ昔とたいして変わらない生活をしているのに体重が増えるのか。これも男性ホルモン(テストステロン)の減少により、内臓脂肪が増えることが原因です。

「思秋期」以降のダイエットで注意すべきは、よほど栄養を計算して摂取しないと、「やせる」のではなく「やつれる」ことになってしまうことです。中高年の場合、そこで一気に老化が進んでしまうから恐ろしい。

では、「思秋期」はどのようにダイエットをすれば良いのか。ポイントは、機能水準の維持です。

50歳にもなれば多くの人が疲れやすくなったと実感し、駅では階段を使わず自然とエスカレーターに乗ってしまう。しかしこれは加齢に伴う老化で体力が落ちたからではなく、年齢と共に体を動かさなくなった習慣が原因と考えられます。

体力の指標とされる最大酸素摂取量は「体重1kg当たり、1分間に組織が酸素を取り込む最大の量」のことで、グリコーゲンやブドウ糖といった炭水化物や脂肪を酸素によって「燃焼」させてエネルギーを作り出す能力を表しています。

この最大酸素量は20代から80代にかけてなだらかに低下していきますが、50代の今、一念発起して、毎日こまめに体を動かすことを意識すれば向上します。毎日歩いたり、家事をしたり、ラクしないことを意識するだけで、加齢とともに少しずつ衰えても80歳で一般の30代くらいの体力を保つことも可能です。人間の体の機能は、使い続けることでかなり高いレベルを維持できるということです。

運動は「義務」ではなく、「趣味」として楽しむ

運動には、ホルモン分泌を活性化するという効果もあります。

以前から高い強度の運動で、成長ホルモンがたくさん出ることが知られていましたが、男性ホルモンも同じように分泌が盛んになることが明らかになってきました。

ただしどんな運動でも成長ホルモンや男性ホルモンが出るわけではなく、翌日に筋肉痛になるくらいの強い運動にしないことです。

日頃、あまり体を動かしていない人なら、階段を上る、家を掃除するなど身近なところから始めても効果が期待できます。

ただし、やみくもに行えばいいというものでもありません。活性酸素で体を酸化させないためにはどのように運動すればいいのか。実は、ランニングのような有酸素運動は、体内に酸素を大量にとり込むことにより活性酸素が発生します。活性酸素は、酸素が体内で変異した物質で、ＤＮＡを傷つけ、体の老化を進行させるといわれています。

さらに、どんな運動で男性ホルモンが出るのかなど、頭を使って体を動かすことが、50歳からでは大切です。もしスポーツをやるなら、健康のため無理してやるのではなく、あくまでも趣味として楽しむ。趣味であればリフレッシュ効果やストレス解消効果、体力アッ

プなどよい面が期待できます。

ダイエットを望む人は、「摂取カロリーを減らして、消費カロリーを増やそう」と頑張りすぎてしまう。熱心で真面目な人ほど「この食事とこの運動で3ヵ月で効果が出るなら、食事を減らしてもっと運動すればもっと早くやせる」という義務感に駆られてしまいます。

しかし急に体重を落とせば、リバウンドが来るのが人間の体の仕組みであり、体の老化を促進してしまいます。それよりも「放っておいたら5年後に3kg増えるところが、男性更年期をうまく乗り越えることで2kgやせる」「差し引き5kgやせて、しかも若返る」というのが私の主張です。

3年後、5年後に若々しくて、同窓会に出たときに「若いね」と言われれば勝ち。という発想を持ったほうがいいでしょう。世の女性（奥さんを含めて）から「素敵よね」と言われることを目指せばよい。40代で一度は老けこんだ経験があったとしても、50代半ばにして俳優の阿部寛さんや、福山雅治さんのような若々しさ（少なくとも細胞レベルでは）になっていることは、可能といえます。50代でこの本にあるような生活習慣を身につけておくと、5年後、10年後、20年後、あるいはもっと後、年をとるほどに大きな差がついてきます。人間は年齢と共に個人差が大きくなるということをお忘れなく。

How to Rejuvenate Yourself

28 「年だから」で片付けない

自然に任せて「枯れて行くのを待つ」時代ではない

「おれも年かな。朝勃ちしなくなっちゃったよ」

とこんな話題が親しい同僚との雑談に上る50代。「どうも意欲がわかない」「気力がない」「元気がない」と感じるのは、繰り返し述べてきたように男性ホルモンの減少による、男性更年期の症状にほかなりません。そのほか、セロトニンの減少、前頭葉の萎縮も複合的な要因かもしれません。いずれも生物学的な問題であり、自然の摂理ではありますが、放っておけばいいというわけにはいきません。

放っておいたら、部下にも若い女性にも見向きもされなくなりますし、家庭にも会社にも居場所がなくなってしまうことでしょう。

残念ながら今の世の中は、ある程度ギラギラしたアグレッシブな中高年を欲っしていま す。54歳で平社員の磯野波平は、勤務先が社業不振に陥れば真っ先にリストラ対象になり、定年前に退職に追い込まれそうな気配がします。

同じ漫画の世界でいえば、現代に活躍するのは島耕作です。

ご存じない方のために簡単に紹介すると、１９８３年に青年コミック誌で『課長島耕作』として連載がスタートした作品の主人公。出世とともにタイトルも『部長島耕作』『取締役島耕作』と変わり、２００８年には『社長島耕作』となりました。社長就任が日本経済新聞や朝日新聞の記事などにもなった人気漫画です。

島耕作氏は、昭和22年9月生まれで、現在75歳（２０２３年3月時点）。『社外取締役島耕作』として活躍中です。60代に入って多少白髪は描かれるようになりましたが、頭髪はまったく後退していないし、体形もお腹が出ていなくて若々しい。がっついてはいないけれど女性によくモテるし、セックスも現役です。現代の理想が盛り込まれたキャラクターといえるでしょう。裏を返せば「島耕作おやじ」が広く好まれるということです。

そこを意識すると「年だから」とあきらめたりするのではなく、男性ホルモンを増やす生活をしていくことが今は大切。自然に任せて枯れていくのを待っている時代ではありません。

性ホルモンは「若返りホルモン」

足りなくなったホルモンを補ってバランスを戻してやると、若返りに効果があるのは事実。ホルモンバランスを老化に任せておくと、加齢と共に中性化していきます。

しばしば誤解されていることですが、男性ホルモンは男性だけに、女性ホルモンは女性だけにあるのではありません。若いころ男性は男性ホルモン優位、女性は女性ホルモンが優位だったということです。

それが「思秋期」以降、男性女性ともそれぞれの性の優位が崩れて、どちらも同程度のバランスになっていきます。その結果として女性でもひげが生えてきたり、男性も乳房がふくらんだりしてきて、外見も中性化していきます。

方法は後述しますが、ホルモンバランスを整えると、男女とも外見的に若返るし、代謝も良くなって太りにくくなり、認知機能も明らかに上がります。

精神的な若さも取り戻すため、異性にモテたいという願望や、性欲などにもつながります。と述べると、日本では「いつまでもギラギラしたおじさん、おばさん」として否定的に思われがちですが、本来男性が男性であり、女性が女性であることが望ましい。このことは理解しておいた方がいいでしょう。

例えばホルモンのバランスを5年戻してやれば、それだけアグレッシブになれます。そのことで随分「生きやすくなる」ことも多いはずです。

更年期障害の症状が軽度であれば、ホルモン分泌の低下を助長する運動不足、ストレス、過労、睡眠不足などの生活習慣を改めることでも老け込みを予防できます。

しかし、本格的に症状が重い場合は医者にかかって、ホルモン補充療法（HRT）で足りなくなったホルモンを補う方法もあります。

女性の場合昔から更年期障害に悩む人が多かったので、HRTが行われてきました。ホルモンを補うとつらい症状が改善するだけでなく肌つやも改善します。そのため欧米では男性も含めて積極的に若返り効果を狙ったHRTが広く行われてきました。

私たちの体はごく微量のホルモンによって体中の器官の働きがコントロールされています。生きて行くために不可欠な調整が、体液を流れるきわめて微量のホルモンによって行われており、性ホルモンもそのひとつです。しかもホルモンは相互に関連して生産されているので、あるホルモンが減ると別のホルモンにも影響が及びます。

老化はホルモンだけが原因ではないものの、減少した性ホルモンを、何らかの方法で増やしてやると老化を食い止め、若返りに効果があるのは事実です。

性ホルモンは「若返りホルモン」といえるでしょう。

How to Rejuvenate Yourself

29

日本人男性の更年期は「精神的症状」が強め

心理的ストレスが大きいほど、症状を強く自覚する

参考までに、男性ホルモンの主要成分であるテストステロンが旺盛に分泌される20代でその分泌量はどのくらいかというと、14・3～16・8pg／mℓ（ピコグラム・パー・ミリリットル）。pgとは1兆分の1グラムですから、ごくごく微量です。

pgは通常、ダイオキシンの濃度を表すときくらいしか目にしない単位ですが、とにかくそのくらい微量の男性ホルモンの働きによって、男らしい筋肉や体型がつくられ、維持されているわけです。さらに肉体だけでなく、テストステロンは意欲や行動力を引き出し、判断力や記憶力などの認知機能を高める作用にも関わっています。

それだけに更年期にテストステロンが減少すると、その影響は広範囲にわたることにな

ります。男性更年期障害（LOH症候群）の症状は身体症状と精神症状に大別されますが、あらためて列挙すると次のようになります。

身体症状 筋力低下、筋肉痛、疲労感、ほてり、発汗、頭痛、めまい、耳鳴り、頻尿、勃起障害、頻尿、「朝勃ち」の消失。さらに、血中コレステロール値が上がったり、血圧が乱高下したりする場合も

精神症状 集中力・記憶力の低下、無気力、抑うつ、イライラ、不安、不眠、性欲の減退など

日本人男性の場合、欧米にくらべて精神症状がより強い傾向があるといいます。

女性の場合、9割近くの人が何らかの更年期症状を自覚しますが、そのうち更年期障害と診断されるのは2～3割。

男性の場合は、一般的にはあまり問題にされることがありません。それは、テストステロン（男性ホルモン）の分泌低下が、女性の場合のエストロゲン（女性ホルモン）低下よりも緩やかに行われるため、症状が表に現れにくいのがひとつでしょう。結果、なんの対処もせずに「年のせいだ」「しょうがない」と片付けられてしまいます。

傾向として、社会的・心理的ストレスが大きい人ほど、症状を強く自覚しやすかったり、長引かせやすかったりします。

強いストレスで、男性ホルモンの分泌が低下する

そのホルモン減少の大きな要因となるのが、加齢と、もうひとつストレスです。

では、なぜストレスがホルモンの分泌を減らしてしまうのでしょうか。その仕組みについて説明しましょう。

私たちは緊張やストレスを感じると、冷や汗が出たり心臓の鼓動が速くなったりしますが、これは交感神経が強く刺激されるためです。人体のほとんどの臓器は、交感神経と副交感神経からなる自律神経系に支配されていて、リラックスしているときは副交感神経が優位になり、緊張すると交感神経が優位になります。このふたつの神経は、一方が優位に活動するときは、もう一方は活動をひかえています。

このような自律神経系の働きのなかで、テストステロンをはじめとする男性ホルモンは副交感神経の支配下に置かれていて、リラックスしていると、男性ホルモンを分泌する精巣に対して大脳の視床下部から「分泌せよ」の指令が出ます。しかし、緊張やストレスが大きくなると、こんどは「分泌するな」の指令が大脳から出て、男性ホルモンが出なくなるのです。

ですから、たとえばハードな仕事続きで強いストレス状態に置かれているときなどに勃

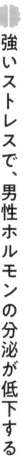

起不全になりやすいのは、交感神経が高ぶり、男性ホルモンを出すなの指令が出ているためです。実際、リラックスしていないとセックスがうまくいかないことは、多くの男性が実感していると思います。

その一方で、ストレスがかかると、副腎皮質から分泌されるホルモンがあります。コルチゾールというホルモンで、ストレスホルモンとも呼ばれています。コルチゾールは全身の臓器にストレスへの適応を促す働きをしますが、長期にわたり分泌されると、脳の海馬の神経細胞にダメージを与え、うつ状態の発生を助長することがわかっています。

コルチゾールは通常、朝に分泌が多く、時間がたつにつれて落ち着いていき、夜間には少なくなりますが、過剰なストレスがかかると、急速に分泌が増加します。人前でスピーチするときなど、10分ほどの間に通常の数倍に増えるといわれますが、こうした一過性のストレスであれば問題はありません。

しかし、強いストレスに長期間さらされつづけると、コルチゾールの分泌は慢性的に増え、やがてうつ状態や不眠症などを引き起こすことになります。

つまり、強いストレスにさらされ続けると、男性ホルモンが出なくなることで心身にさまざまな支障をきたすだけでなく、ストレスホルモンの過剰分泌によってもメンタルに支障をきたすということです。

How to Rejuvenate Yourself

30 「ホルモン補充療法」で頭の働き改善

無気力なうつ状態が改善する

男性ホルモンは脳に直接作用するため、減ってくれば抑うつ感が強くなるし、増えるとアグレッシブになり、その影響は劇的です。

精神機能と内分泌機能というのは相互に強くリンクしているという発想から、精神神経免疫学や精神神経内分泌学という分野があり、「内分泌機能が若いと精神的にも若い」「内分泌的に老けこむと精神的にも老け込む」「精神的に健康状態がいいと免疫機能も高い」「免疫状態がいいときは精神的にもアクティブ」など、さまざまな関連がモデルとして伝えられています。

男性更年期障害の症状がひどい場合、治療法としてホルモン補充療法（ＨＲＴ）があります。これを「危ないのではないか」と恐れたり、敬遠する人も少なくありません。

ですが、結論からいえば、メリットが多く危険性は低い。海外に目を向ければ、男性更年期障害の治療法というだけでなく、若返りとしても積極的に行われています。

フランスのアンチエイジング医学の第一人者のクロード・ショーシャ博士は積極的に男性ホルモン治療を勧めており、私も実践しています。

日本では、注射によって男性ホルモンを補充する方法があります。ＨＲＴを受けると代謝が活性化して脂肪がつきにくくなり、丸み帯びていた中年体形がシャープになってきます。認知機能も上がって頭の働きもよくなります。

ただし、前立腺がんがある人についてはホルモン補充療法はできません。男性ホルモンを足すことによって前立腺がんが大きくなる危険性があるからです。ですから、ホルモン補充にあたっては、事前チェックとしてＰＳＡと呼ばれる前立腺の腫瘍マーカーの検査が必須となります。誤解のないようにつけ加えると、男性ホルモンを補充したからといって前立腺がんの発症リスクが高まることはありません。

それ以外のリスクの可能性として、貧血とは逆に赤血球が増える多血症、睡眠時無呼吸症候群の悪化などが考えられますが、医師にかかって行う処方ですので、問題は少ないと思います。

不足したホルモンを補って、生活の質を上げる

男性ホルモンを足すホルモン補充療法（HRT）は、私のクリニックでも以前からおこなっていますが、効果はてきめんといっていいでしょう。ホルモン補充療法をおこなった人のうち、ざっと8～9割は元気になったと喜び、「頭が冴えるようになった」ともよくおっしゃいます。

更年期障害で苦しむ人が多い女性には以前からホルモン補充療法が行われていましたが、これにより認知機能と活力が上がるとともに、骨粗しょう症と心筋梗塞のリスクを下げることがわかっています。男性の場合もまた女性と同様にやる気が上がるだけでなく、認知機能も高まります。

ただ、ホルモン補充療法は、とくに男性向けにはまだそれほど普及しておらず、そのせいか、あたかも不自然なドーピングのような印象を持つ人もいるようです。しかし、これは不正行為でもなんでもなく、加齢により不足したものを補充するという　きわめてまっとうな療法です。

考えてみれば、かつて戦後の一時期まで日本人の死因のトップは結核でした。その後、栄養状態がよくなったのと、治療薬のストレプトマイシンの普及によって、日本人は結核

を克服しました。ホルモン補充療法で男性更年期の症状を改善するのは、この結核の治療と何が違うのかと思います。対策が何もないのならともかくとして、有効な手立てがあるにもかかわらず今日、男性更年期に対して何もしないのは、結核にかかって何もしないのに等しいと私は思います。

女性の場合、更年期をすぎて、「私はもうおばあちゃんだわ」と思う人はごく少ないはずです。とくに最近の女性は、50代はもちろん、60代、70代になっても若々しく元気です。しかるに男性は、更年期をすぎると、すっかり枯れてしまい、セックスレスは当たり前。おしゃれにも気を使わなくなり、これといった楽しみもなく、ただ老化に身をまかせて余生を過ごす。残念ながら、そうした人が多いといわざるをえません。

それに反してメタボ検診には熱心で、コレステロール値が高いとか、血圧がどうのと気にする人は非常に多い。これからは一歩進んでホルモンバランスをはじめ、全身の代謝の状態、免疫機能など全身を管理するという考え方をしてもいいのではないでしょうか。

保険がきかない場合でも（LOH症候群と診断されれば保険はききます）「思秋期」以降の中高年にはとくに、QOL（クオリティ・オブ・ライフ＝生活の質）に大きく寄与することは間違いありません。人生百年時代だからこそ、老化して精神的にも肉体的にも衰える前に、有効な手を打つべきであり、そのひとつがホルモン補充療法というわけです。

How to Rejuvenate Yourself

31 何もしてない同年代と「大きな差がつく」

メリットとデメリットはクリニックで確認する

現代は、働く人全てがアグレッシブであることを求められるため、「自分を鍛えろ論」の啓発が多い。その種の啓発書を読んで新たなことを試してみようと思える人はまだいいとして、やる気が湧かず「もういい。いい年だし」となると危ない。

そもそも意欲がある人と新たなチャレンジを避ける人では生物学的な条件が大きく異なります。知的能力の差よりも、男性ホルモンやセロトニンの差が大きいはず。アグレッシブで競争を好むことは成功の基本条件。「思秋期」で何もしないとさらに差が開いてしまう。だからこそ私は「前提条件をなんとかしましょう」と勧めたい。

40代、50代は衰える時期であるというのは当たり前ですが、衰えを最小限にとどめるべし。

たとえば生活習慣の改善で男性ホルモンやセロトニンを増やしたり、補えば、心理的にも知的にも、社会環境の中で引けをとることはなくなるでしょう。何もしていない同年代の人に比べると数年後大きな差がついてくるのは間違いありません。

ホルモン補充療法（ＨＲＴ）（P.１３６参照）を敬遠する人は日本にはまだ多いですが、欧米では50年以上の歴史があり、更年期女性の約半数はこの治療を受けているというほどスタンダードな治療法。日本のお隣、韓国でも30％近くの人が治療を受けています。

これら先進諸外国に比べて、日本での普及率は著しく低いと言わざるを得ません。それにはひとつ、ホルモン補充療法のリスクばかりが日本で強調されてきたという経緯も影響しているのでしょう。女性ホルモン補充療法の場合、５年以上の長期にわたって治療を受けると、乳がんが発生するリスクが少し高くなるという報告があり、かなり大きく報道されました。それが「ホルモン補充療法は危険」というイメージとなって定着しました。しかし、最近の研究では閉経後のリスクは変わらないこともわかっています。

検診などと併用すれば、仮にほんのわずかに乳がんになりやすくなったとしても、死亡リスクが上がることはありません。だからこそ、医学的なエビデンスが重要視される欧米などの先進諸国では普及率が高いともいえます。つまり、クリニックでリスクをきちんと説明・相談を受ければ、そう危険なものでもないということです。

「ホルモン補充療法」ができるクリニックはネットで探す

人為的にホルモンを補充するというやり方に釈然としない人は、ホルモンバランスを5年ほど前に戻すことだと理解していただければいいと思います。

ホルモン補充療法（HRT）では、私たちの体に存在している天然ホルモンを合成したものが使用され、いわばインスリンと同じで、もともと体にあるものを入れるわけですから、危険性はありません。

皮下に埋め込む注射であるデポ剤は、一般的な注射よりも効果が長く続き注射の回数が減ります。このようにホルモン補充の方法それ自体はそれほど特別なものではありませんが、問題はこの療法を行う医療機関がまだ多くないことです。大学病院などで男性更年期の外来があるところなら大丈夫ですが、ある程度限られますので、インターネットで調べることをお勧めします。

ホルモン補充療法

エナルポンデポー筋肉注射

・**治療頻度**……1回1アンプル（125㎎）～2アンプル（250㎎）を2～4週間ごと

に注射する

・**金額**……1アンプル　約2700円（保険適用3割負担）、約9000円（自費診療）
2アンプル　約4500円（保険適用3割負担）、約15000円（自費診療）
※採血や診断結果により保険適用にならない場合もある

●長期型デポ剤（ネビド）
※私のクリニックで使用しているもの

・**治療頻度**……3ヵ月有効（薬剤を油で固めたものを、お尻の筋肉に入れて、時間をかけて少しずつ溶かしていく）
・**金額**……3ヵ月分で9万円程度（保険適用外）

●錠剤（アンドリオールなど）

・**治療頻度**……最初の2～3週間に1日40～120㎎を食事と一緒に水かぬるま湯で服用。
・**金額**……日本では医師が処方しないので、個人輸入で対応。今は品切れ状態が続いているよう。
※保険適用で「プリモボラン錠」5㎎もあるが効果は弱い。

How to Rejuvenate Yourself

32 「AGA治療」と「精力」を両立する

ハゲ、薄毛は病院で治療する

多くの男性が悩んでいるのが、40代以降生え際が後退していき、頭髪が失われていく症状の「ハゲ」。ハゲと言ってもさまざまな種類のものがあり、それぞれに特徴や原因があります。なかでも多いのがAGAで、これは「男性型脱毛症」と訳されます。女性の場合もAGAはあり、こちらは「女性男性型脱毛症」といわれます。男性のように完全に頭髪がなくなるということはあまりなく、頭頂部を中心に頭髪全体が薄くなる、または頭髪全体が細くなるという特徴があります。

AGAは「男性型」と名前がついているように、悪玉男性ホルモンDHT「ジヒドロテストステロン」が脱毛と大きく関係しています。このホルモンがヘアサイクルの成長期を短くするのです。

よく、年をとって髪の毛が細くなった、柔らかくなったということは聞きますが、これはヘアサイクルが短くなって、うぶ毛の状態までしか育たなくなったということになります。こうした状況がみて取れたらＡＧＡを疑ってみるとよいでしょう。

ＡＧＡはテレビＣＭ等でもいわれているように、病院で治療が受けられます。厚生労働省が２００５年にプロペシアを認可したことで一気に話題となりました。

プロペシアは、日本で最初に認可された経口のＡＧＡ治療薬で、主成分のフェナステリドには、悪玉男性ホルモンＤＨＴ生成に必要なリダクターゼという酵素の働きを抑える作用があるため、ＡＧＡ型脱毛を抑制する効果を発揮します。

飲み薬としては日本では現在のところプロペシアとザガーロがありますが、外用薬や施術法などには他にもさまざまなものがあります。塗り薬としては、日本では「リアップ」という生で売られているミノキシジルもかなり有効性が高いとされています。

これまで抜け毛、脱毛のクスリは市販の医薬品というものがほとんどでした。だからこそ、本当に効果があるのか疑わしいというものも多かったわけですが、現在は病院で処方してもらえるものも多く、効果は医学的に認められています。今やハゲや薄毛に悩むことがあったら、病院に相談する時代となりました。

AGA治療中に、テストステロンを補充する

悪玉男性ホルモンDHTは、男性ホルモンの主成分テストステロンを強力にする作用があり、悪玉男性ホルモンDHTが増えると性欲や勃起力が増強します。

よく頭部の薄い男性は性欲が強いなどといいますが、これはまんざらまちがいではないことになります。

AGA治療薬のプロペシア(一般名称・フェナステリド)は、男性ホルモンの主成分であるテストステロンが悪玉男性ホルモンDHTに変わるのを阻害するクスリです。つまりAGAは改善したが、結果的に性欲や勃起力などの男性機能が低下しやすいという副作用があります。

そこで、私のクリニックでは、悪玉男性ホルモンDHTの多い人にはプロペシアを使いながら、男性ホルモンの主成分テストステロンを補充にするようにしています。

そうすることで脱毛を抑えつつ、精力減退も防ぐことができるわけです。

AGA治療をおこなっているのは、美容皮膚科、皮膚科、内科系のクリニックですが、クリニック選びの際は、なるべくAGA治療を専門に行う体制、メニューが整っているところを選ぶと安心です。

精力とＡＧＡ治療を両立する方法

●**ＡＧＡ治療薬錠剤**……（プロペシア／一般名　フェナステリド）
・**服用方法**……１日１回
・**金額**……１ヵ月８０００円ほど。ジェネリックは３０００円程度
・**副作用**……男性機能の低下（精力減退）
●**精力減退を防ぐ**……男性ホルモン（テストステロン）を補充する

古くから「○○を食べると髪が生える」という説はいくつもありました。しかしながら実際に髪が生えた人がいるかどうかは不明であり、食べ物で発毛（増毛）する説に、医学的根拠はありません。しかし昨今、５αリダクターゼという酵素が、悪玉男性ホルモンＤＨＴ生成に関与していることがわかりました。つまり、５αリダクターゼ抑制が期待できる食べものを摂ると、ＡＧＡ発症予防に効果的ということです。身近な食品でお勧めなのは大豆製品。含まれるイソフラボンが、女性ホルモンの一種「エストロゲン」と似た働きをするため、男性ホルモンのバランスを整え、男性ホルモンの主成分テストステロンの量を調整する作用が期待できます。健やかな毛髪を育てるという意味では豆腐や納豆、味噌などの食品は積極的に取り入れたいものです。

How to Rejuvenate Yourself

33

「美容皮膚科」は女性だけのものではない

効果が不確かな化粧品やサプリより「医療」が確実

日本人は、ジョギングで心肺機能を高めたり、ジムに通ってプロポーションを整えることは熱心なのに、ＡＧＡ治療薬を使ってハゲを防止したり、美容皮膚科でシワをとったりすることにはかなり後ろ向きの感情を持ちやすいようです。

私からすると、どちらも老化を食い止めるという観点では同じだと思うのですが、前者のようなことは自慢気に口にする人を見かけても、後者のようなことを大っぴらにしゃべる人はあまり見かけません。

不思議なことに日本では、健康やダイエットなら平気なのに、こと「外見」となると若返りの努力が妙に後ろ暗く捉えられてしまいます。しかし、今や美容皮膚科や審美歯科などの医療技術の進歩は目覚ましいものがあります。

効くかどうかわからないような高額な美容液をせっせと塗るくらいなら、こうした技術を使った方が安全で効果も確実だし、財布にもやさしい。見た目が確実に若返れば、気持ちも確実に若返るのはまちがいありません。ちなみに美容皮膚科などと聞くと、男性は頭から「それは女性のもの。オレには関係ない」と考えがちですが、今は男性でも見た目を若返らせることに意欲的な人が多くなっています。実際、美容皮膚科の待合室には20代の学生はもちろん、60代以上のシニア層まで幅広い年代の男性が、「風邪の治療」にでも来たかのように当たり前に治療を待っています。

かくいう私もPRP（血小板血漿）とボトックス（私が使っているのはディスポートという商品）の実践者です。顔がふっくらしてシワが取れるので、昔よりも若くなっているような気がして非常に満足しています。

周りの人からも「先生、お若いですね」とよく言われますが、PRPとボトックスをやっていることは、自分から口にしないかぎり、人にはほとんど気づかれません（ただ、私はすぐに口に出してしまいますが）。男性も加齢による見た目の老けが気になるなら、「自分には関係ない」と思わず、選択肢の一つとして検討してみてほしいものです。「知らないことはやってみる」姿勢が若さには欠かせません。

医師もしている「最新美容技術」

美容医療は基本的には自由診療となるため、保険適用外。ただ、最近はこうした分野でも価格破壊の波が押し寄せてきており、安価で宣伝するクリニックも存在します。しかし、薬剤には一定の原価があるので、あまりに安いものはおかしいと思った方がいいでしょう。また、安全性が高いとはいえ、リスクがゼロというわけではありません。いうまでもないかもしれませんが、施術するクリニックはきちんとしたところを選ぶこと。ネットの口コミも目を通しておくことを忘れずに。

ここでは、安全性が認められており、高い効果が期待できそうな技術を紹介します。

PRP（血小板血漿）

注射

・**効果の持続期間**……4〜6ヵ月

※自己血液を用いた再生医療

・**目的**……シワ（ほうれい線、目の下のくま、ひたいのシワなど）、たるみの改善

※ヒアルロン酸とほぼ同様の目的で使用

ボトックス

注射

・**効果の持続期間**……数ヵ月～6ヵ月
※ボツリヌス菌の持つ毒素によって顔の神経を一時的に麻痺させ、表情筋を動かすのを止めてシワを作らせない技術

・**目的**……シワの予防（ひたい、眉間、目尻などの表情ジワが深く刻まれるのを防ぐ）
※そのほか小顔効果を求めてエラに打つ、肩こり改善を目指して肩に打つ、脚やせを求めてふくらはぎに打つなどの用法もある

ちなみに私が使っているボトックスは「ディスポート」というイギリスのイプセン社製のもの。肌が張り詰めず、じわっとシワが伸びるのが特徴。本来「ボトックス」は、アメリカのアラガン社が国際商標権をとっているので、この会社のものだけを指しますが、これが一般名称のように普及しているため、本書でも便宜的にこの呼称を用いました。

他にも中国製、韓国製、ドイツ製などがありますが、アメリカのアラガン社の「ボトックス」か、イギリスのイプセン社の「ディスポート」を用いるクリニックがほとんどです。ボトックスもあまりに低価格の設定をしている製剤は避けた方がよいでしょう。

ここには詳述しませんでしたが、ヒアルロン酸もいまやポピュラーな美容医療です。

How to Rejuvenate Yourself

34 「脳を使って」性ホルモンを増やす

人のありようは内側から湧き出る

ホルモンや前頭葉というのは、心のありように大きく左右されます。心がウキウキしていたらホルモンや前頭葉も活発になりますが、どよんと気分が沈んでいたら、ホルモンや前頭葉まで停滞してしまいます。

たとえば、太めの体型を気にして少しダイエットをしてみる、薄毛の治療をしてみるなど、「見た目」よくするのもそういった行動のひとつで、外見を整えて街に出かけるだけでも、何となく心が浮き立ってきます。

「形から入る」という言葉がありますが、老化予防はまさにそれ。服装、趣味、美容、何でもよいが、形からでも若返れば心、脳、体も一緒になって自然と若返ります。

現代社会では、実年齢より若く見える人というのはたくさんいます。俳優の舘ひろしさんが72歳、歌手の矢沢永吉さんは73歳、女優の大地真央さんは66歳、黒木瞳さんは61歳。テレビで彼らの顔を見てから実年齢を聞くと驚くばかり。みんなひと回りは若く見えるし、下手をすれば40代でも通ってしまいそうです。

私が思うに、こうした人は更年期からの性ホルモンのバランスがいいに違いないということ。精力的に見えるし、肌つやもいい。男性ホルモンも、女性ホルモンも両方とも多そうなイメージです。

もちろん芸能人のようになれと言いたいわけではなく、私が言いたいのは、50代は自分をステップアップさせる最後のチャンスだということ。若い頃から注目を集めているような人でなくても、今なら大きな変化を遂げることが可能です。

「高校生デビュー」「大学生デビュー」「社会人デビュー」という言葉がありますが、ホルモンバランスが変わって一気に老け込む人がいる今こそ、最後のデビューチャンス。

昔は美男・美女のかげに隠れていまいちパッとしなかった人でも、彼らがどんどん老け込んでいくなか、ひとりで若々しさを保ち、異性もたくさん寄ってくる。ホルモンバランスに気を遣えば、そんなふうに年を重ねていくことも夢ではないのです。

更年期は人生のターニングポイントのひとつなのです。

幸せな刺激が、若々しさを保つコツ

性ホルモンの低下を防ぐのに重要なのが「脳を使う」ことです。というのも、従来の理論では男性ホルモンは精巣、女性ホルモンは卵巣で合成され、血液によって脳に運ばれると考えられてきました。しかし最近の研究では脳（海馬）の中でも独自に合成されていることがわかってきました。

海馬が独自に作り出す性ホルモンは、血液によって運ばれてくる性ホルモンよりも10倍程度も高濃度だといいます。つまり、海馬を元気に保って性ホルモンの分泌を促すことが、最も効率よく性ホルモン低下の防止になるということです。

海馬は「記憶」を司る器官で、割と簡単に活性化しやすい。単純な計算や連想ゲーム、パズルなどでも活性化するし、失恋や失敗といったネガティブなことでも活性化します。ただし、ネガティブなことをいかに前向きに考えるかというのが大切で、暗い気持ちで引きこもってばかりいては、逆効果。旅行に行ったり、美味しいものを食べたりといった刺激のある環境でいることが非常に大切で、若々しく活動的でいることが海馬にとっても性ホルモンの分泌にとっても、よい効果をもたらします。

ちなみに、会話でも海馬は活性化しますが、あまり意味のない雑談ばかりではたいした効果は望めません。知的な思考のキャッチボールが大切になります。

ところで、旅行や食事などはすべて快体験ですが、〝快体験そのもの〟ともいえる恋愛やセックスももちろん効果が高い。こうした快体験がなぜホルモン分泌に影響するのかというと、感情とホルモンは強く結びついているからです。

満足感を得たときは幸せホルモンであるセロトニンが出るし、「よし、がんばるぞ！」と意欲が湧いている時はドーパミンが出ます。快感を得られればエンドルフィンが出るし、「彼女をデートに誘うぞ」と意欲的なときは男性ホルモンの主成分テストステロンが分泌されます。

逆にストレスを感じていれば、他の全てのホルモンの活動性を低下させてしまうとされるコルチゾールというホルモンが出てしまいます。

ということは、自分を楽しませるように日々、面白おかしく暮らしていれば、ホルモン分泌は良好になるということ。結局のところ、小さなことにくよくよせず、楽しんで日々を送るという姿勢こそが、精神面だけでなく肉体面でも老いを遅らせる秘訣になります。

大切なのはホルモンを枯れさせないこと。そうやって今を充実させることが、その後の健康にもつながっていきます。ホルモンバランスが整っていれば、肉体的にも精神的にも元気で楽しく過ごすことができます。

How to Rejuvenate Yourself

35

「バイアグラ」は心臓に悪い？

誤ったイメージに左右されない

ＥＤも男性の更年期障害のひとつであり、人によってはかなり深刻な悩みを抱えます。現実に精神科の診断基準にも記載されています。ペニスは男性のシンボルとも言える器官ですから、それが機能を失ってしまうというのは大きな喪失感につながるようです。

しかし、ものは考えよう。ＥＤの場合、性器の老化現象であることは事実ですが、性欲は衰えていないため男性ホルモンそのものが減っているとは限らないと考えられます。男性ホルモンが減っていれば、性欲そのものが起きにくいため、ＥＤであろうがなかろうが、勃とうが勃たなかろうが、ほとんど気にならないはずなのです。

男性ホルモンが減っていなければ、セックスの際にはバイアグラなどのＥＤ治療薬を使用すれば済む話。そもそもバイアグラは性欲を高めるクスリではなく、勃起を促進させるだけのクスリです。性欲がない状態では効きめが得られないし、バイアグラを服用することで性的な気分が高揚することもありません。だから、「性欲がある」状態は喜ぶべきことです。

しかし、日本では欧米諸国に比べてＥＤ治療薬の売れ行きが極端に悪い。「バイアグラは心臓に悪い」という誤った思い込みや、「クスリに頼ってまでセックスするなんて……」というネガティブな考え方が根強いからでしょう。日本はホルモン補充療法の普及も遅れているように、「自然に反する」という抵抗が他の国よりも強いのかもしれません。

しかし、「セックスがしたい」という気持ちがあるなら、さっさと治療を受けてクスリを処方してもらうほうがいいと私は思います。また仮に、男性ホルモンの量そのものが少なくなっている場合は、ホルモン補充療法を受ければよいと思います。

男性ホルモンの補充療法は前述した飲み薬や注射のほか、陰のうや皮膚の薄い部分に直接クスリを塗る方法もあり「朝勃ち」が回復するなど、性機能の回復や性欲の向上を図るのに有効です。これは男女ともに言えることですが、あまりセックスしない人よりも盛んな人のほうが、更年期を迎える時期が遅いことがわかっています。

それだけホルモンバランスが長く保たれるというわけです。

血管の若返り効果が期待できる「バイアグラ」

バイアグラが「世界でもっとも売れない」と製造元のファイザーを嘆かせたのが日本です。保険はきかないものの、泌尿器科で処方してもらえばすぐに手に入るのに、そうしようという人は少ない。病院で求めるときも何か後ろめたさがあるのか、悪事でも働いているかのようなそぶりで所望する人が多いようです。日本人は、道徳的ではないと思うものを「体に悪いから」という理由で遠ざける習性があるような気がします。

精神科医が処方する睡眠薬にしても、体に悪いものと思い込んで拒否する人が少なくありません。しかし、睡眠薬はとくに不眠をともなう初期のうつ病には必須のものです。

バイアグラは「勃起薬」として冷たい目で見られていますが、効果があるのは下半身だけではなく、長期的に服用すれば血管の若返り効果も期待できます。

バイアグラは「心臓に悪い」といわれるのも風評にすぎません。かつてニトログリセリンのような硝酸系薬剤を服用している人がバイアグラを飲んで血圧が下がり過ぎて死亡した事例があり、これが「心臓に負担をかける」という誤解を招きました。死亡事例はクスリの飲み合わせによって起きたもので、バイアグラ自体は心臓に負担をかけません。

今ではバイアグラの改良版にあたる「シアリス」というクスリもありますが、こちらは効き目が長いのが特徴です。バイアグラの効果が3～4時間であるのに対し、シアリスは36時間も持続します。そのため急に血圧が下がることもなく、そういう意味ではこちらのほうがより安全です。また、血管の若返り効果もより期待できます。ただし、どちらもあくまでも勃起させるクスリで、性欲を高める作用はないので、その点は誤解のないようにお願いしたいところです。

いずれにしても、今やセックスは「後ろめたいこと」「秘め事」ではなく、人生を謳歌するためのものです。QOL（クオリティ・オブ・ライフ＝生活の質）を高めるためには欠かせない要素のひとつであり、男女をつなぐ大切なコミュニケーションです。

プレイボーイには男性ホルモンが多いはずですが、プレイボーイ的な行動をすれば男性ホルモンは増えるということです。たとえば、知り合いの女性を食事に誘うだけでも、男性ホルモンの分泌は促進されるはずです。さらにもうひとつ、女性に積極的な男性は、おしなべて仕事にも精力的に取り組み、知的好奇心も旺盛です。

要するに、男性ホルモンがみなぎって、いつまでも元気で若くあり続けるためには、性的好奇心を持ち続けることが大切だということです。

余談ですが、男性の場合、週に2回射精をしている人と、月に1回射精をしている人とでは前者の方が前立腺がんにかかりにくいという報告もあります。

How to Rejuvenate Yourself

36 思秋期から「老化型思考」が増える

若い脳は「柔軟な思考」ができる

若さとは柔軟性と言い換えることができます。若い身体が柔軟であるように、若い脳は年齢に関係なく柔軟な思考ができるものです。逆に思考パターンが固定化してしまい、それが変えられない人は、脳の老化が進んでいると考えられます。こういう「老化型思考」が増えるのも思秋期からです。

老化型思考にはいくつかパターンがありますが、固定化したものが変えられないのは「前頭葉老化型」です。かつて覚えた知識や常識、あるいは仕事の進め方などが頭に固着したようになり、そこから動くことができない。ひとつの考えに凝り固まって、新しいものを受け入れられない思考パターンです。刷り込み型といってもいいでしょう。

前頭葉老化型は比較的オーソドックスなものですが、もうひとつ「軽度記憶障害型」というのがあります。こちらは少しやっかいで、記憶障害といっても表面的にはわかりにくく、ふつうに仕事をしている分には能力的に劣ることはありませんし、知能テストで測るのも困難です。

どういう思考パターンかというと、たとえば以下のような事例を考えればわかりやすいかもしれません。

最近、振り込め詐欺が増えたため、警察から注意を呼びかける連絡を受けることがあります。「お住まいの地域で数日前に詐欺グループからの電話がかかっています」と具体的な手口を説明してくれます。それを聞いて「わかりました、注意します」と言っていた人が、数時間後、振り込め詐欺の電話がかかってきて、コロリとだまされてしまう。

これは初期認知症に見られる例ですが、「軽度記憶障害型」はこれと似ています。つまり、聞いた話はちゃんと理解しているのに、その情報をしまっておいて必要に応じて取り出すことができない。そのため、つねに今ある目の前の情報だけにとらわれてしまい、以前の情報と比較するなど、ものごとを理知的に判断することができないわけです。

このような老化型思考が男性更年期（思秋期）を迎える40～50代くらいから、はっきりと増えてくるのです。

女性よりも男性の方が「感情が老化」しやすい

前頭葉の衰えは思考だけでなく感情を老化させることはすでに述べましたが、感情を老化させる要因はそれだけではなく、あと2つあります。

そのひとつは脳の動脈硬化です。脳の動脈硬化というと、脳梗塞を思い浮かべますが、そればかりではありません。脳の動脈硬化は、「感情失禁」を起こすことがあります。これは、ささいなことで泣き出したり笑い出したりして、感情のコントロールができなくなる状態のことです。脳の動脈硬化がさらに悪化して脳梗塞が増えると、脳血管性の認知症になる可能性もあるので注意が必要です。

もうひとつは、脳内神経伝達物質であるセロトニンの減少です。セロトニンも加齢とともに減少していきますが、同じ神経伝達物資で、やる気や喜びをもたらすドーパミン、ストレスに反応して怒りや不安をもたらすノルアドレナリンなどをコントロールして精神の安定を保つ働きをしています。したがって、加齢によりセロトニンが減少すると精神安定のバランスが崩れ、攻撃的になったり不安感が大きくなったりします。ですから、セロトニンの減少もまた感情を老化させる要因として軽視することはできません。

このように感情を老化させる要因はいくつかありますが、もうひとつ指摘しておきたいのは、女性よりも男性のほうが感情が老化しやすいことです。

女性はおしなべて男性よりも社交能力が高く、とくに子育てから解放されると、友人との食事や旅行、習い事、趣味の集まりなど、いきいきとして飛び回るようになります。人生を楽しむ能力に長け、よくしゃべり、よく食べ、よく笑い、感情が老いるヒマなどないという印象の女性も少なくありません。

これに対して男性は、会社を離れたら友人づくりもままならず、これといった趣味もなく生きてきた人は、リタイア後の残り人生の長さに茫然《ぼうぜん》とする始末。奥さんに先立たれようものなら、見るも気の毒なくらい急速に老いぼれてしまう人もいます。

戦前の金持ちはお妾さんを囲うのが当たり前でしたが、それは男性の感情老化を予防する役割を果たしていたのではないかと私は思います。奥さんにとっても、そうした女性の存在を公認もしくは黙認することで、夫を老いさせずに長く元気で働いてもらうという利点があったはずです。逆に言えば、そうでもしないと男はすぐにしょぼくれて役立たずになってしまうということです。

男性よりも女性のほうが寿命が長いのは日本だけでなく世界的な傾向ですが、その要因のひとつとして、女性は人生を楽しむ能力に長け、男性よりも感情が老化しにくいことがあげられると思います。

How to Rejuvenate Yourself

37 食事で「老化」を防ぐ

「細胞の炎症」=「体の酸化」が見た目を老けさせる

あなたは年齢よりも若く見られますか? 老けて見られますか?

なぜこのような質問をしたかというと、高齢者の双子に関する研究で、「双子でも見た目が若い方が長生きした」という結果が出たためです。高齢の双子の写真を別々に見せて、年齢をより若く評価された方が長生きだったのです。

「老化の原因は何なのか」。老化学説自体、さまざまなものが唱えられており、どれかひとつが正しいわけでなく、複合的に絡みあって老化していると考えられます。しかしここではアンチエイジングの権威として素晴らしい実績をあげている、フランスのクロード・ショーシャ博士の理論を紹介します。

抗加齢医学・予防医学の専門医で、世界抗加齢医学会の副会長も務めるショーシャ博士が、40年にわたる細胞研究の結果導き出した答えは「老化の原因とは〝細胞の炎症〟である」です。

私たちの体を形成する細胞は、細胞膜というもので包まれていますが、〝炎症〟とはこの細胞膜に傷がついた状態を指します。たとえば、足首を捻挫すると、急に赤くなって腫れ上がり、痛みや熱を持つようになります。これは傷を修復するために体内でさまざまな物質が分泌されている証拠。

細胞においても同様のことが起こっており、細胞膜が傷つくと、細胞膜を構成しているさまざまな物質の構成が崩れ、細胞に栄養が行き渡りにくくなります。

私たちの皮膚、髪、内臓、脳、骨……、すべての器官は細胞でできています。その細胞が傷つき、パフォーマンスを下げることが、あらゆる老化現象の原因となるというのが彼の理論です。

つまり、私たちが老化防止で心がけるべきことは、「細胞の炎症」を防ぐ＝「体の酸化」を防ぐことです。年齢を重ねれば、細胞の炎症はある程度必ず起こるものですが、炎症を最小限に抑えることは可能。ショーシャ博士は「細胞の炎症を極力抑えれば、50歳の見た目のまま120歳まで生きることも可能」だと言っています。

健康な腸が「若さ」を生み出す

老化の原因となる「細胞の炎症」＝「体の酸化」を防ぐためには、細胞が必要としている栄養素をきちんと送り届けること。炎症が起きた時に速やかに修復できることが大切です。

まず心がけたいのが、腸を健康に保つことです。というのも、腸は食物を消化・吸収する重要な器官であるだけでなく、小腸には人の免疫細胞の80％が集まっています。食物を充分に消化・吸収できなければ、せっかくの栄養素を細胞に送り届けることができません。

また、免疫は細胞を傷つける異物の排除や、修復の手助けもしてくれます。

自分の腸の状態を知りたいと思ったら、まずは肌の状態をチェックするといいでしょう。

肌はいわば「腸の鏡」というべきもので、肌にブツブツができていたり、キメが粗くなっていたり、毛穴が開いていたりしたら、腸も同じ状態にあるといえるのです。

反対にキメが整って滑らかな肌であれば、腸の状態も良好である証拠です。

腸が健康になれば、体に必要な栄養がぐんぐん吸収され、不要なものはしっかり排出できて、炎症も抑えることができます。腸の健康状態は、見た目を若く保つためにも、体の健康を維持するためにも、非常に大きな影響を与えています。

あまり知られていませんが、腸への負担を軽減するためには「アレルギー」に気を付けることが肝要です。

アレルギーというと、花粉症や、そば、甲殻類などの食物アレルギーをイメージする方が多いはずです。もちろんこれらも注意すべきアレルギー症状ですが、この反応を引き起こすのはIgEといわれる免疫を司るたんぱく質です。現在、日本で行われている保険診療の食物アレルギー検査はこのIgE（即時型アレルギー）の検査のみです。

実はもう一つ、明らかな反応を起こさず、気付かないうちにゆっくり進行する食物アレルギーがあります。そのアレルギーは慢性的に体の奥深いところで反応して炎症を引き起こし、老化の原因になります。この反応を引き起こすのがIgGといわれる別の免疫たんぱく質です。

このIgGのアレルギー陽性反応は90％以上の人に認められるのですが、自覚症状が現れないので、検査をしなければ相性の悪い食べ物を見つけることは出来ません（私のクリニックでは行っていますが、日本では検査できるところが少ない）。

〃見えない〃アレルギーから身を守るためには、「この食品を食べた後は、体がだるくなりがちだ」「これを食べると胸やけがする」など体の声に敏感に耳を傾け、そういう食材を避けるようにすることです。

How to Rejuvenate Yourself

38 「男性ホルモン」も「セロトニン」も材料は食事から

良質な「脂質」と「たんぱく質」を摂る

「メタボは危険。カロリーの高い脂肪分はできるだけ減らそう」「肉よりも野菜をしっかり食べる方が健康的」と信じている人は非常に多いと思います。「メタボ」という言葉がブームになったこともあって、肉や脂肪がすっかり悪者扱いになってしまいました。しかし、肉にはセロトニンの材料であるトリプトファンが多く含まれ、男性ホルモン値を上げるアミノ酸スコアの高い食品でもあります。アミノ酸スコアとは、トリプトファンのほか、人間が体内で作ることのできない9種類のアミノ酸のバランスを示しています。

最大値は100で、数値が高いほど、たんぱく質としての栄養価が優れています。

アミノ酸スコア100の食品

・**肉**……豚肉（赤身）、鶏胸肉、牛ロース肉（脂身なし）
・**魚**……アジ、イワシ、サンマ、サバ、マグロ、カツオ、サケ
・**卵、乳製品**……卵（全卵）、牛乳、ヨーグルト

その他、アミノ酸スコアが高い食品

シジミ（91）、アサリ（81）、プロセスチーズ（91）、枝豆（92）、木綿豆腐（82）、ブロッコリー（80）、カボチャ（68）、精白米（65）、にんじん（55）、トマト（48）ほか

たんぱく質が少なく食物繊維が多い食事は、ホルモン分泌を抑えるという説もあります。禅寺のような「粗食」は、欲望を抑えるのにはいいかもしれませんが、反面「枯れる食事」ともいえそうです。

健康にとって食事が大きな要素であることは誰もが知っていること。しかし、テレビ番組や雑誌を賑わす「〇〇を食べれば大丈夫」式の情報は、無理な節制をしいたり、栄養のバランスを崩しがちで、男性更年期を乗り切るための食習慣とは言い難いでしょう。

意識して「抗酸化物質」を摂る

人間の体にはもともと、尿酸、アスコルビン酸、メラトニンといった抗酸化物質が存在しますが、20代をピークに加齢と共に減少します。そのため普段の食事によって抗酸化作用を持つ栄養素を摂ることが欠かせません。以下に抗酸化作用のある栄養素を紹介します。いずれもスーパーなどで手軽に手に入る食べものばかりです。

抗酸化ビタミン

・**βカロテン（ビタミンA）**……にんじん、かぼちゃ、ほうれん草など、色の濃い野菜などに含まれる。ビタミンEやセレンと合わせて摂ることでさらに効果がアップする。食道がんや胃がんの予防効果があることも確認されている。油と一緒に摂ると吸収率が高まるので、野菜炒めや、生野菜で食べる場合は油を使ったドレッシングなどをかけるとよい。

・**ビタミンC**……緑黄色野菜（パプリカ、ブロッコリー、青菜類、パセリ）や果物（キウイフルーツ、いちご、柑橘類）に含まれる。1日に300～400mg摂取すると、推定寿命が男性で6年、女性で1年延びるというデータもある。

ビタミンCなどの酵素は熱に弱く、加熱調理すると壊れやすい一面がある。生のほうれん草が含むビタミンCを100%とすると、ゆで時間1分で残存率74%、2分で61%、3分で48%と減少していく。生野菜だとあまり量が食べられない、苦手という場合は、加熱時間をごくわずかにして摂るとよい。ビタミンCは、ビタミンEと合わさると、本来の抗酸化力が高まり、メラニン色素の発生を抑える効果も強まる。

・**ビタミンE**……アボカド、かぼちゃ、アーモンド、うなぎ、植物油などに含まれる。
ビタミンEは、ビタミンCと一緒に摂ることで、本来持っている細胞を若返らせるアンチエイジング効果などが十分に発揮できる。

脂溶性ビタミンのため、油と組み合わせて食べる事で吸収率を高めることができる。ただし、脂肪分を多く摂ると、活性酸素と結びつきその効力を失わせてしまうので摂りすぎには注意。ビタミンCを多く含む野菜（パプリカやブロッコリー）を植物油で炒めるなどが最適。

抗酸化ミネラル

・**セレン**……レバーや、スルメイカ、カツオ、マグロなどに含まれる。神経伝達物質の酸化も防ぐため、脳の機能を正常に動かすサポートを行う。

・**亜鉛**……生牡蠣、パルメザンチーズ、煮干し、ココアなどに含まれる。男性ホルモンの主成分テストステロンの合成に関わる酵素にも関与しており、男性ホルモンを増やすためにはしっかり摂る必要がある。神経伝達物質の合成にも必要なので、亜鉛不足が続くとイライラや記憶力の低下などの原因にもなる。

・**銅**……干しエビ、ココア、レバー、種実類などに含まれる。赤血球中の銅の大半がスーパーオキシドジスムターゼ（SOD）という酵素に存在する。SODは細胞を傷つけ老化をもたらす活性酸素を消去し、抗酸化作用がある。これにより動脈硬化や糖尿病といった生活習慣病の予防効果、老化防止効果がある。

・**マンガン**……しょうが、海藻、未精製の穀物、豆類などに含まれる。さまざまな酵素の構成成分になったり、さまざまな酵素を活性化する栄養素。

4章

健康不安につけ込んだ「ビジネス」を疑え

信じてはいけない「基準値」と「健康」神話

「病院によく行く人ほど、クスリや治療で命を縮めやすい」。医者にかかればかかるほど検査が増えて「異常」が見つかり、クスリを飲まされたり、手術をするはめになるためです。治療やクスリを勧められたら、情報を鵜呑みにせず、「ほんとうに自分に必要か」を調べて、検討することが重要です。

How to Rejuvenate Yourself

39 欧米では「健康診断・人間ドックは無効」が常識

欧米には職場健診も人間ドックも存在しない

日本ほど健康診断が熱心におこなわれている国はおそらくないと思います。どこの会社でも社員は健診を受けることになっていますが、これは1970年代にさしたる医学的根拠もなく「労働安全衛生法」という法律がつくられたからです。これによって会社は社員に嫌でも健診を受けさせなくてはならず、違反すると50万円以下の罰金が科せられます。

じつは欧米では市町村の健診や職場健診などの制度がないのですが、それは健康診断によって健康になり寿命が延びるというエビデンスがないからです。

欧米では健診の有効性を調べる比較調査が数多く実施されており、それは検査をしないグループと定期的に検査を実施するグループに分けて、それぞれ追跡調査をするというものです。『「延命効果」「生活の質」で選ぶ。やってはいけない健診事典』（講談社）などの著書で知られる近藤誠医師は、１９６３年代から１９９９年までに欧米諸国でおこなわれた計14の比較調査の結果を総合解析し、両グループで死亡数に違いがないことを確認しています。

違いがないというのは、心臓血管病やがんによる死亡数においても、また、事故や自殺を含むあらゆる原因による総死亡数においても、そうだということです。要するに健康診断というのは有効性がない、ゆえに実施する意味はない。これが欧米諸国の下した結論なのです。

ところが、そんな健診を法律で義務化までして国をあげて実施しているのが日本です。ちなみに「人間ドック」が実施されているのも日本だけで、会社役員や芸能人を中心に受ける人がたくさんいますが、これについても有効性を示すものはありません。そんな人間ドックは、１９５４年（昭和28）に世界に先駆けて東京の病院で始まっています。

ちなみに、これも近藤医師からうかがった話ですが、日本の肺がん検診は戦後、結核が過去の病気になりつつあった時代に、当時の検診従事者の仕事を確保するために始められたそうです。つまり、もともと医療従事者の失業対策として始まったのが現在の肺がん検診だというわけです。

健康で長生きするためには、医療常識を疑うこと

健康診断、とくに会社などで実施している職場健診については、いろいろな問題を含んでいると私は考えています。

そもそも健診のデータは大切な個人情報ですが、それを会社がにぎっていることが問題です。個々の社員の検査データが会社に丸わかりだとすると、それが人事の判断に使われる懸念が当然出てきます。この社員は健康状態に問題があるから重要な職務にはつけられない、といった判断がなされる可能性があるわけです。

しかも、その検査データは、あとでくわしく述べますが、きわめてうさんくさい、根拠のとぼしい基準値（正常値）をもとにしたものです。そのため、まったくの健康体であるにもかかわらず「問題あり」にされてしまうことが非常に多いのが実情です。ところが、そうとは知らない会社は、検査データだけを見て、その社員にバツをつけてしまう。

がんが見つかったら、もう出世コースは望めないでしょう。実際には、がんになっても元気で長生きしている人なんていくらでもいるのに排除してしまいます。

だから、会社の健診というのは、社員を守るためのものではなくて、事実上、社員を選別して排除するためのシステムになっているといえるわけです。

義務化されているため、社員は健診なんて受けないよとソッポを向くことはできず、しょうがないから受ける。その結果、本当かどうかわからない異常値が見つかったとして、オレは元気だから問題ないと放っておくこともできません。翌年の検査でまたひっかかると、「おまえは健康管理ができていない」と減点の対象になってしまうからです。

つまり、健診を無視したらバツがつき、健診を受けて問題が見つかってもバツがつく。しかも、がんなどの重大な問題が見つかったら致命傷になってしまう。これでは、会社は社員をふるいにかけるために健診を実施しているのではないかと勘ぐりたくなります。

がん検診については以前、イギリスの権威ある医学誌『BMJ』が「なぜ、がん検診は命を救うことを証明できていないのか」という論文を掲載して、世界の医療界にショックを与えました。たしかに、がん検診が普及すればするほど不要な検査と治療が増えるばかりで、がんで亡くなる人は少しも減っていません。

それなのに日本で今日これだけ検診や人間ドックが広まったのは、日本人の国民性によるところもあると思います。日本人は「病気かもしれない」という暗示にかかりやすいうえに、検査データで基準値から外れることを必要以上に恐れます。そこにつけこんで、不要な検査とクスリによって病院と製薬会社が潤う仕組みになっています。残念ながら、それが日本の医療界の実態であるといわざるをえません。

How to Rejuvenate Yourself

40 「正常値」神話で寿命が縮まる

医療ビジネスに利用される「基準値」

日本では健康診断の、「基準値」異常をきっかけに、「要再検査」「要治療」などの判断が下され、高血圧、糖尿病、脂質異常症など生活習慣病の治療が始まります。

日本には、それぞれ1千万人単位の患者がいます。人口が1億2千万人強なのに、ちょっと多すぎる気がしませんか。患者数が多いのは、「正常」と「病気」との「境目の数値」である「基準値」が低く定められているからです。基準値が低いほど、患者数が増えます。

健康診断の基準値は、きわめてうさいくさいと前項で述べましたが、どういうことか、具体例をあげてみましょう。

意外かもしれませんが、半世紀前、高血圧の基準値は存在していませんでした。

ではどうやって診断していたのか。医師が「この人は高血圧だ」と診断すると、その人は高血圧患者になっていたのです。神仏のお告げに似ていたわけです。

血圧の基準は、１９８７年に当時の厚生省が上を１８０としましたが、その後、２０００年に日本高血圧学会が１４０という基準を打ち出しています。このとき治療目標として70代は１５０未満、80代は１６０未満という数字が定められました。しかし、４年後の２００４年に65歳以上の高齢者も一律に１４０以内とするよう方針を転換しています。

その基準値が妥当であることを示す根拠データは存在しませんでした。にもかかわらずＷＨＯ（世界保健機構）は態度を変えず、新基準値は維持され、世界に広まりました。

潤ったのは、高血圧を専門にする医師たちと製薬会社です。基準値変更により、患者数が数倍になり、処方されるクスリも増えたからです。米国では、年間３０００億円だった降圧剤の売り上げが、５年間で１兆６３００億円と、５倍以上にもなりました。

さらに日本高血圧学会は２０１９年４月に高血圧治療ガイドラインを５年ぶりに改定。高血圧と診断される基準は１４０以上と従来どおりながら、これまで「正常高値血圧」としていた１３０〜１３９を「高値血圧」に分類しています。つまり、血圧１３０を超えたら、もう正常じゃありませんよ、危ないですよと警告しているわけです。

40~50代が医療ビジネスのターゲット

もちろんおかしいのは血圧の基準値ばかりではありません。コレステロールの値も、日本人は高いほうが長生きすることが比較試験で明らかなのに、基準値を上げようとはしません。メタボの「患者」を減らしたくないからです。そうして基準値を低くしておけば、健康診断によって「患者」がどんどん生み出されることになります。

長いあいだ日本の医療界は、高齢者を検査漬けとクスリ漬けにして、さらに長期入院させることによって潤ってきました。医療機関や製薬会社にとって、お年寄りは上得意のお客様だったわけです。

しかし、そのビジネスモデルが成り立たなくなりました。高齢者が増えすぎて老人医療費がふくらみ、医療財政が逼迫《ひっぱく》してきたからです。すると、厚労省はにわかに方針転換を始めました。年寄りには検査もクスリもがん治療も、ほどほどにせよ、というわけです。

そこで、次に目をつけられたのが働き盛りの40~50代でした。この層は数が多いうえに、ちょうど体にガタを覚えるなど老化現象がみられはじめる年代です。なによりも彼らが入っている健康保険組合は、企業がお金を半分負担しており、しかも病人の割合は高齢者よりもずっと少ないため、どこも大幅黒字です。

医療ビジネスからすると、きわめてうまみの大きなこのターゲットを取り込むべく、職場健診を義務化するとともに、社員をせっつかせて検査数を増やすことに成功しました。さらに健康診断の正常値をなるべく狭くして、そこからはみ出た人を「病人」とした。健診で悪い数値が出れば青くなって病院に行くことになりますから、こうして病人が量産されるわけです。

この病人の量産に大きく貢献したのがメタボです。男性の場合、ウエスト85センチ以上で、血圧・血糖・脂質のうち2つ以上が基準値を上回ると、「メタボリック・シンドローム」と判定されてしまいます。いってみれば、メタボはフツーのおじさんを病人に仕立て上げるための巧妙な仕掛けです。

ただ、メタボは健康保険制度の病名ではありません。そのため、医者はメタボと判定された人を、メタボに多い高血圧とか糖尿病、脂質異常症と診断しようとします。そうしないとクスリの処方ができないからです。それで、メタボとされた人が病院に行くと、いろいろな検査を受けさせられますが、これはクスリを処方するために、該当する「保険病名」を見つけることを目的にしているのです。

こうして保険病名がついて正式に病人となったら、待ってましたとばかり、あれやこれやのクスリが処方され、完全に医療ビジネスに取り込まれるというわけです。

How to Rejuvenate Yourself

41 「降圧剤」を飲み続ける恐怖

意識障害を引き起こす「クスリ」

低い血圧基準値のせいで今や降圧剤は1兆円をこえる巨大市場となり、日本ではじつに2000万人以上が降圧剤を飲み、とくに70歳以上は2人にひとりが飲んでいます。

しかし、降圧剤を飲んで血圧が下がったと喜んではかりはいられません。クスリで血圧や血糖値を下げると、全体的な活力が低下するからです。要するに、無理に血圧を下げると元気がなくなってしまうのです。

だいたい年齢とともに血圧が上がるのは自然なことです。中高年になると誰でも動脈硬化が進んで血管の壁が厚くなります。すると当然、血管の内径が狭まるので、ある程度血圧が高くないと血液は脳まで行きわたりません。したがって、血圧も血糖値も高めのほうが脳に酸素やブドウ糖がしっかり行きわたって脳細胞もよく働くことになります。

ちなみに私はもともと血圧が高く、クスリを飲まないと最高血圧は200を超えますが、正常値まで下げずに、上が160〜170あたりで維持するようにしています。空腹時血糖値も正常値の110よりもずっと高い200〜300くらいですが、血圧も血糖値もこれ以上下げると、頭がぼんやりしてしまいます。

じつは、この頭のぼんやりが怖いのです。クスリによって血圧や血糖値を正常値にもっていこうとする。でも、クスリの服用とは関係なく、私たちの血圧や血糖値は一日のなかで変動があります。そのため、クスリで正常値までもってこようとすると、それよりも低い低血圧や低血糖になる時間帯が生まれる可能性があります。

もしそういう時間帯にクルマの運転をしたら、意識障害でぼんやりしてしまい、目の前の歩行者に突然気づいて、あわててブレーキとアクセルを踏みまちがえる。そうした可能性は充分にありえます。ですから普段は逆走や暴走をしない高齢ドライバーがときどき起こす暴走などの交通事故は、過剰なクスリの服用が原因ではないかと私は考えています。つまり、意識障害を引き起こす「薬害」であろうというわけです。

高齢ドライバーの事故が報じられると、「高齢者の免許を取り上げろ」といった声が上がりますが、加害者となった高齢者もまた、「薬害」による被害者である可能性が高いのです。

日本人のうつ、ボケの多くは薬害

ここで、あらためて意識障害を起こす危険性のあるクスリについて触れておきましょう。意識障害とは意識をなくしたり、意識があっても呼びかけに対して正常に反応できないような状態のことです。そうした危険性のあるクスリとしては、まず血圧を下げる降圧剤、血糖値を下げる血糖降下剤。それから風邪薬、解熱剤、精神安定剤、睡眠導入剤もそうです。

睡眠導入剤は、高齢者の場合、眠りが深くならずにクスリが残っている状態で夜中に目を覚ましたりしますが、そのとき意識障害を起こすことがあります。

コレステロール値を下げるクスリは、まず意識障害は起きません（ただし、EDが起きやすくなります）。これらのクスリを服用している人は、ぼんやりしたり、場合によっては意識障害を起こす危険性があることを頭に入れておいてください。

意識障害といえば、中高年の場合、過度な減塩によっても起きることがあります。減塩によって低ナトリウム血症になると、意識をなくしたり痙攣を起こすことがあるのです。若い人は減塩しても腎臓がナトリウムを貯留していて問題ないのですが、年とともにこの貯留機能が衰え、そのうえ減塩をすると、血中のナトリウム濃度が低下して障害を引き起こすわけです。とかく塩分をひかえよといわれますが、中高年の過度の減塩は危険です。

クスリの話に戻すと、市販薬としても売られている胃薬のH２ブロッカーは、高齢者には勧められません。これは胃酸分泌を促すヒスタミンH２受容体への刺激をブロックして胃酸過多を抑えるクスリですが、高齢者の場合、せん妄を起こすことがあるからです。せん妄というのは、意識障害の一種で、認知機能の低下や感情の起伏が激しくなったりするほか、実際にはいない虫や蛇におびえるなどの幻覚を起こすことがあります。

このようにクスリによっては意識障害を起こすことがあるのですが、一般に高齢になるほど多くのクスリを処方されるようになります。懸念されるのは、それら多くのクスリによって、うつやボケの症状が生じることです。

ボケの症状を心配した人が認知症外来で診てもらったら、認知症ではなく、うつだったという例は非常に多くみられます。じつは60代で本人や家族が認知症だと思っていた人の、ざっと7～8割がうつなのです。この老人性うつの症状の背景に「薬害」がある可能性は否定できません。

医者の処方するままにクスリを飲んでいたらクスリ漬けにされてしまうのが日本の医療です。そうならないためには、本当にそのクスリが自分に必要かどうか前頭葉を働かせて調べるとともに、そのクスリによって体調がよくなったのか、それとも悪化したのか「自分の体に聞く」ことが大切です。

How to Rejuvenate Yourself

42「クスリ漬け」医療の罠

ムダな投薬で命を縮めるな

慶応義塾大学医学部では30年ほど前から、100歳以上の百寿者を対象に健康長寿の秘訣をさぐる研究をおこなっていますが、百寿者の特徴のひとつに高血圧が多いことがあげられています。

その理由として考えられるのは、人は年齢とともに血流が悪くなりますが、血圧が高ければ全身の臓器に血液を行きわたらせることができる。脳にも血流が行きすやいため、認知症の進行を遅らせることができる。だから、元気な長寿者には血圧の高い人が多いと考えられるのです。

逆に血圧が高いから年をとっても元気でいられるわけですが、年齢とともに血圧が高くなるのは、やむをえないことであり、つまり、高血圧は老化現象のひとつです。

それを降圧剤で無理に下げると、体にいいわけがありません。とくに脳に行く血液は、すべての血液の15～20％にものぼりますから、クスリの影響はまず脳に現れます。降圧剤を飲むとぼんやりするというのは、そういうことです。もちろん、それ以外にも副作用は多く、たとえばよく処方されるカンデサルタンという降圧剤は、重大な副作用として次のような症状があることがわかっています。

・血管浮腫（顔、唇、舌、のどの腫れ）
・ショック、失神、意識消失
・急性腎障害（尿量の減少、体のむくみ）
・高カリウム血症（手足や唇のしびれ、麻痺）・肝機能障害・黄疸（だるさ、食欲不振）
・無顆粒球症（白血球減少により、感染リスクが高まる状態）

問題は、こうした副作用がみられたときの医師の対処法です。重大な副作用が出たら、まずそのクスリの使用をひかえるべきですが、そうしない医者が多いのが実情です。副作用が出たら、その副作用を抑えるために新たにクスリを処方する、それが一般的なようです。そうすると、そのクスリによる副作用が出て、それに対処するためにまた別のクスリが処方され、こうしてクスリ漬けにされてしまうわけです。

数値よりも、快適に暮らせるかどうかが重要

もちろん本当に降圧剤を使わないといけない患者さんもいますが、問題は意図的に低く設定された血圧基準値のせいで、本来必要のない多くの人たちに降圧剤が処方されていることです。

私は長いあいだ高齢者施設に付設する病院に勤務していましたが、そこには高齢者の興味深いデータがそろっていました。それをみると、降圧剤がそれほど使われていなかった時代に、血圧の上が160くらいまでは生存曲線が変わらないのです。高齢者に関しては、むしろ血圧が低いほうが心配で、実際、私が診た印象でもクスリで血圧を下げると、みなさん調子が悪くなっていました。

下げるとよくないのは、血圧ばかりでなく血糖値も同様です。加齢とともに細胞の老化によって動脈硬化が進むと、どうしても血管の壁が硬くなります。そうなると、ある程度は血糖値が高くないと、脳にブドウ糖や酸素が充分に行きわたらなくなります。血圧と同じで、年をとると血糖値が高くなるのは自然なことです。

それをクスリによって無理に下げると、脳に酸素とブドウ糖が不足して、頭がぼんやりすることがよくあります。これは低血糖症と呼ばれるもので、頭のぼんやりのほかに、イ

ライラや倦怠感、さらには物忘れが増えるなど脳機能の低下をまねきます。さらに低血糖状態が慢性化すると、認知症に非常によく似た症状がみられるようになりますが、ときにそれを医者が認知症や脳梗塞と誤診するケースがあるので注意が必要です。

しかし、それ以上に医者が問題なのは、血圧も血糖値もすぐにクスリによって基準値まで下げようとすることでしょう。

血圧や血糖の数値を下げて、そこに幸せが待っているかというと、おそらく待っていません。むしろ頭がぼーっとしたり、ふらふらしたり、体がむくんだり手足がしびれたりと、体の不調が待っています。ですから、大切なのは数値を下げることではなく、毎日を快適に生きることです。

私がふだんから血圧が高いことはすでに述べましたが、内科を受診すれば、血圧140まで下げるように降圧剤を処方されるはずです。でも、私が自分の判断で常時160〜170くらいにコントロールしているのは、140まで下げたら頭がぼんやりしてしまい、日々の仕事に支障が出るうえに快適に暮らせないことがわかっているからです。

たぶんそうはならないと思いますが、仮に140まで下げたら寿命か少し延びるとわかったとしても、今のやり方を変えるつもりはありません。楽しく快適に暮らすことのほうが私にとって大切だと思うからです。

How to Rejuvenate Yourself

43 日本人男性は「小太り」がいちばん長生き

普通体重よりも小太りの方が死亡リスクが6%も低い

年齢と共に上昇していくのは、コレステロール値も同様です。コレステロールを下げることに躍起になりがちですが、値が高めのほうが長生きできることがわかっています。食べたいものは食べて小太りくらいがちょうどよく、アメリカ疾病対策センターによると「普通体重より小太りのほうが死亡リスクが6%低下する」とされています。

これは統計的にまちがいのないことです。コレステロールは私たちの細胞を覆っている細胞膜の材料で、免疫細胞にも不可欠のものです。したがって、免疫機能が活発であれば感染症にかかりにくく、がんもやっつけてくれます。コレステロールは人体にとって重要なものなのです。

コレステロール値が高めのほうが長生きできることを示すデータを紹介しましょう。

日本動脈硬化学会は1987年に「コレステロール値220以上」を高コレステロール血症と定めていますが、以前、日本で同値220以上の男女5万2000人を対象にした調査がおこなわれています。これは高コレステロール血症の治療薬を5年間服用してもらい、服用中の検査値の高低によって分けたグループごとの総死亡率を調べたものです。

それによると、総コレステロール値200〜219グループの総死亡率を100％とすると、総コレステロール値の低いグループほど死亡率が高くなっています。具体的には、

・180〜199グループ……死亡率113％
・160〜179グループ……死亡率172％
・160未満……死亡率276％

となっており、逆に220以上と総コレステロール値の高いグループは死亡率101〜103％にとどまっています（近藤誠著『最新 やってはいけない！ 健診事典』講談社）。

つまり、クスリでコレステロール値を下げると死亡率が高くなるわけですが、そもそも高コレステロール血症を220以上とした日本動脈硬化学会の基準値設定が不自然といわざるをえません。これだと女性は閉経後にコレステロール値が自然に高くなるため、閉経後の女性の4割が高コレステロール血症と診断されてしまうと近藤医師は批判しています。

「痩せれば健康である」は間違い

コレステロール値が高めのほうが長生きできる。これを裏づけるように、痩せている人よりも太めの人のほうが長生きできることがわかっています。

体重を身長の2乗で割って算出する肥満度指数のＢＭＩ（ボディマス指数）で25以上を日本肥満学会では「肥満」としていますが、国内の大規模調査研究の結果、平均寿命がもっとも長いのは、男女ともＢＭＩ25～29・9の、やや肥満気味の人たちであることがわかっています。これは厚労省基準の「肥満1度」に分類され、身長１７０センチの男性なら、体重72～87キロに相当する太り加減です。

要するに、ちょっと太めくらいがいちばん長生きできるということです。

太りすぎは寿命を少し縮めますが、スリムなのはもっと寿命を縮めます。それなのに今の日本人は、肥満は悪であり、健康のために痩せなければならないと思い込んでいます。これは、みずから寿命を縮めようとしていることにほかなりません。

血圧もコレステロールも、その値が年齢とともに増えるのは、言ってみれば老いに向けた体の自然な準備です。それをクスリによって無理に下げようとするのが今の医療です。その結果、寿命を縮めてしまっているのですから、あきれて何も言えません。

本当に肥満の人が痩せようとする場合も、クスリを使うよりも食生活を見直して痩せたほうがよほど健康的です。欧米ではコレステロール値を下げるスタチン剤で心筋梗塞が3割減ったというデータがありますが、それを日本に当てはめることはできません。肉の摂取量が圧倒的に少ない日本では、もともと心筋梗塞が欧米よりもずっと少ないからです。肉の日本型食生活は、肉や魚、野菜をバランスよく摂るので、スタチン剤よりもずっと健康的に痩せられると思います。

もともとそうした食生活で肥満も少ない日本人が「肉をひかえるべし」「もっと痩せなければ」と躍起になっているのですから、こんな妙な話はありません。

欧米の街を歩いていると、よくビア樽みたいな体型をした人がぞろぞろと歩いていますが、かたや日本のそのレベルの肥満率はわずか3～4％です。それなのに「メタボだ」「胴回りが90センチもあるぞ」「野菜中心の食事を」と、もっと痩せようとしているわけです。

終戦まもない1947年（昭和22）、日本人の一日の摂取カロリーは2000キロカロリーでした。それから四半世紀ほどたった1971年（昭和46）には2300キロカロリー近くにまで増えました。それが今では1900キロカロリーと戦後の食糧難時代の水準になっています。「痩せれば健康である」というのは、日本人を不健康に導く大いなる誤解でしかありません。

How to Rejuvenate Yourself

44

50歳からは脱・粗食

低栄養は細胞レベルで老化する

コレステロールというと、すっかり悪者にされ、健康の敵のように見られていますが、精神科医の立場から言わせてもらうと、コレステロールは重要です。なぜなら、幸せホルモンであるセロトニンを脳に運ぶ役割があると考えられるためです。実際、うつ病の患者さんを診ていると、コレステロール値の高い人は回復しやすく、低い人は回復が遅い傾向があります。食生活で大切なのは、セロトニンや男性ホルモンを増やしてくれる良質なタンパク質を含む食品（鶏肉、赤身の肉、魚、ゆで卵、大豆製品）を食べること。

中高年にとっての敵は肉や脂ではなく、粗食です。メタボを恐れるあまり、「野菜中心の生活で痩せれば長生きできる」という誤った認識が日本人にできてしまいましたが、これはとんでもない。粗食による低栄養は寿命を縮めます。

50歳からの粗食は、2つの面から老化を加速させます。

ひとつは外見の老化です。節制をすると、たしかにスリムになりますが、タンパク質やコレステロール、脂肪などの栄養素が欠乏するため、肌のつやが悪くなったり脱毛が増えるなどで、見た目が老け込みます。

ふたつ目は、細胞レベルの老化です。私たちの体は、糖を分解してエネルギーをつくりだしていますが、その過程で酸素を使った代謝で脂肪を燃焼させています。このエネルギー生産と脂肪燃焼を滞りなく続けるには、さまざまな酵素や補酵素、ビタミンを要します。しかし、節制によってこれらのものが不足すると当然、代謝がうまくいかなくなります。これは細胞レベルで老化を促進することを意味します。

糖分も嫌われますが、脳の栄養素はブドウ糖ですから、血糖値の下げ過ぎは脳によくありません。脳が元気であることは老化予防のうえでも非常に大切です。

セロトニンを増やすのには飲酒量を適度に抑えることです。量は「通常のアルコール代謝能を有する日本人においては1日平均純アルコールで20g程度」とされています。20gとは大体「ビール中ビン1本」「日本酒1合」「チューハイ（7％）350㎖缶1本」「ウィスキーダブル1杯」に相当します。

タバコだけはやめなさい

たとえば、若いころからタバコをスパスパ吸い続けていても、100歳近くまで大病もせず、元気な人がいます。他方で、体への意識が高く、日々の健康管理や食事制限に積極的で体に気を遣ってきたのに、若くしてがんや心筋梗塞などに冒される人もいます。したがって、一概には言えませんが、50代の人が健康に気をつける意識があるならば、タバコだけはやめた方がいいでしょう。

タバコの煙にはニコチン、タール、ヒ素、ダイオキシン……、有害物質が200種類以上も含まれて、そのうち数十種類が発がん物質です。

また、ニコチンは猛毒で、タバコ1本分（3㎎）のニコチンで新生児が死に至るほどです。特に飲酒しながらの喫煙は、有害物質の毒性が強まったり、吸収されやすくなって最悪です。肺、食道、胃、すい臓、膀胱などの発がんリスクを特に高めることがはっきりしています。

また、動脈硬化も進むため、タバコを吸う人のほうが明らかに心筋梗塞や脳梗塞になりやすいし、肺がスカスカになって呼吸が辛くなる「肺気腫」と気管支が細くなる「慢性気管支炎」を一緒にした病名COPD（慢性閉塞性肺疾患）、別名「タバコ病」にもなりやすい。患者の9割以上が愛煙家です。

毎日20本のタバコを20年吸い続けると、2割がＣＯＰＤになります。街中で酸素ボンベを引いて歩いている熟年男性の多くはＣＯＰＤです。


ひとつ、高齢者専門の総合病院、浴風会のホームの入居者データをご紹介しましょう。65歳以上に関しては、タバコを吸っている人と、吸っていない人の生存曲線は変わらないということです。総括としては「タバコで死ぬ人は、ホームに入る前に死んでいるのだろう」と予測されます。

つまり、タバコを吸っても１００歳まで生き延びる人は、「タバコに強い遺伝子」があるのではないか。もう少しゲノム医療とかが進歩して「この人はタバコを吸ってもいい。この人はよくない」ということがわかるようになるまでは、少なくともタバコはやめておいた方がいいでしょう。現時点ではタバコで早死にするかどうかは、くじ引きみたいなものといえます。

逆に60代半ばを過ぎたらもうセーフで、「今さらタバコをやめなくていいよ」ということになりそうです。あと、好きなタバコを吸えば心の緊張がほぐれるから、多少自殺やうつ病を防ぐ効果があるかもしれません。

How to Rejuvenate Yourself 45

「がん検診」はひとつも命を救えない

高齢になれば、がんと共存は当たり前

日本人はきまじめな気質です。健康診断やがん検診は「きちんと受けなければならない」、がんが見つかったら「完全に取らなければならない」、手術のあとは「予後のために抗がん剤治療を受けなければならない」と考えてしまう。

この「ねばならない」とか「かくあるべし」という思考は、がんと向き合おうするとき、あまりプラスに作用しないと思われます。

手術も抗がん剤も、医者から言われると、あまり考えることなく「しなければならない」と当然のように受け入れてしまうからです。

権威あるイギリスの医学雑誌『ＢＭＪ』に〝なぜ、がん検診は「命を救う」ことを証明

できないのか〟と論文が発表され、世界の医療界がショックを受けました。

世界中のデータをまとめて分析してみたら「がん検診でそのがん死亡率が減るかもしれない」という報告はあっても、「総死亡率が明らかに減った」という論文はひとつもなかったのです。つまり、がん検診は「命を救う」ことを証明できていないのです。

がん治療専門医の近藤誠医師の説ですが、がんには2つの種類しかなく、1つは転移するがん、もう1つは転移しないがんだといいます。転移しないがんであれば放っておいても死に至ることはないので手術も必要ないという立場です（『「延命効果」「生活の質で選ぶ」最新 がん・部位別治療事典』講談社）。

がんが大きくなって臓器を押して痛みの原因になったり、通過障害となるような場合に限っては、支障がないように最小限取り除くという考えです。

私もこの説が正しいと支持しています。なぜなら私が、高齢者専門の浴風会病院に勤務していた当時、毎年亡くなられた方のうち100人くらいの解剖結果を目にしていましたが、85歳を過ぎた人で、体内のどこにもがんがない人なんていなかったからです。

年をとればとるだけ、がん細胞という出来損ないの細胞を、身体はつくってしまうもの。高齢になればみんな、身体のどこかにがんを飼いながら平気で生きているということです。そして、自分ががんであったことも知らないまま、別の理由で亡くなっているのです。

「がん」であるなどということは知らない方がいい

転移するがんでなければ、放っておいても死に至ることはないのではと私も考えています。逆に手術をして身体を弱らせるほうが、生活の質を落としますし、寿命も短くなると考えます。

ただ、がんが見つかった段階では、転移しないがんなのか、転移するがんなのかはっきりしません。転移するがんだったら困るので、手術をしておこうという考え方も当然あると思います。

しかし、仮に転移するがんだったとしたら、手術をしても、しなくても、がんで亡くなる可能性が高く、結局、同じ結果になるのではないかと考えます。

がんは一般的に、1センチくらいのサイズになるまで検査で発見されません。もちろんその大きさでは自覚症状もなく、いわゆる早期発見です。

ただ、がんが1センチくらいになるということは、最初のがん細胞ができてから、10年くらい経っているものなのです。

つまり、発見したがんを切除しても、転移するがんなら、その10年の間に他のところに転移している可能性が極めて高い。1つをとっても、時間と共にまた別のがんが大きくなり、さらに広がっている可能性が高いと考えます。だから、早期発見をして手術をしたとしても、かなり厳しい状況になると思います。

転移するがんであったら、結局、切っても切らなくても死ぬということなら、転移しないがんであることに望みを持って、あれこれしない選択をするというのが私の考え方です。

現在、がんについては、早期発見、早期治療が有効であるという考え方が主流で、検診など多くの人がまじめに受けています。

早期発見であれば、自覚症状がある人はほとんどいません。そのままがんが発見されなければ、4～5年くらいは自覚症状のない状態が続き、これまでの元気さが保てるのです。

それなのに検診で発見されたばっかりに、手術をやって一気に身体が弱ってしまい、他の病気になったり、寿命を縮めてしまうなどということはよくあることです。

まさに「知らぬが仏」で、がんであるなどということは知らない方がいい。

健診とは本当に罪なものです。高齢になっても律儀に自治体の健診を受けている人がいますが、医師が勧める標準治療が必ずしも正しいとはいえないという独自の視点をもっていただけたらと思います。

私自身は、健診など無意味なものだと思っています。それよりも、3～5年に1回くらいの脳ドック、心臓ドックをお勧めします。

How to Rejuvenate Yourself

46 ほっとけば死ぬまで悪さをしない「前立腺がん」

アメリカでは「健康な人がPSA検査を受けることを推奨しない」と発表

近年、日本で前立腺がんの患者数が増えましたが、これはPSA（前立腺特異抗原）という前立腺がん腫瘍マーカーが普及したからです。

日本でこのPSA検査がさかんにおこなわれるようになって、前立腺がんで亡くなる人が減ったかというと、逆です。PSA検査によって、前立腺がんがたくさん見つかっているのに、死亡者はむしろ増えているのです。

がん検診をするのは、早期に発見して早期に治療をおこなえば、がんは治すことができる。これを大前提として日本のがん治療はおこなわれていますが、PSA検査の事例は、この大前提をくつがえすものです。

じつはPSA検査は最初アメリカでさかんにおこなわれており、1960年代から90年代にかけて前立腺がんの発見が急増して3倍に増えています。ところが、前立腺がんの死亡率は減りませんでした。アメリカ政府の予防医学作業部会は、PSA検査が死亡率減少に役立つかどうかを検証して「健康な人がPSA検査を受けることを推奨しない」と発表しています。つまり「やめておけ」です。

一方、イギリスではこの検査は普及しませんでしたが、興味深いことに前立腺がんの死亡率を調べると、アメリカと同じだったというのです。つまり、PSA検査をしても、しなくても死亡率は同じ。この検査はまったく意味がないということです。

それで、アメリカではPSA検査がおこなわれなくなるのですが、それなのに今もさかんにこの検査を実施しているのが日本です。前述のように前立腺がんで亡くなる人は減るどころか、むしろ増えているにもかかわらずです。

客観的なデータに照らしてこの検査は意味がないことが明白なのに、それを見直そうとしません。検査は正しいと信じられ、手術は患者を助けると信じられている。これでは日本の医療界は宗教団体と同じです。「血圧は下げればいい教」に「血糖値も下げればいい教」「検査はしなければならない教」と「がんは切らねばならない教」……。いろんな宗派が集まって巨大な宗教団体をつくりあげているのが日本の医療というべきでしょう。

前立腺がん手術によって失うものが大きい

私はとくに高齢者のがんは基本的に手術をするべきではないと考えていますが、それは手術によって失うものが大きすぎると思うからです。

たとえば胃がんが見つかって胃の切除手術を受けたとします。この場合、がんがすっかり取れてよかったと喜んではいられません。胃を取ってしまうと、すぐお腹いっぱいになってしまい、食物からの栄養摂取がむずかしくなり、げっそり痩せてしまい、残念ながらあまり長生きを期待することはできません。さらに元気さも失われます。

おいしいものがおいしく食べられない。これはつらいです。がんに冒されていたとしても、胃を残しておけば、おいしくものが食べられたはずです。仮に手術によってがんが完全になくなったとしても、それによってＱＯＬ（クオリティ・オブ・ライフ＝生活の質）が大幅に下がれば喜ぶことはできません。

前立腺がんも手術によって失うものが大きいといわざるをえません。アメリカでは60歳以上の人が前立腺の切除手術を受けた場合、ＥＤの発生率が65％、尿失禁の発生率が８％とのデータがあります。日本についてははっきりしたデータがわかりませんが、少なくとも手術後は尿失禁が多く、その後、基本的には改善されるものの、オムツや尿取りパットが永久に手放せなくなるケースも一定数あるようです。

これだけでもＱＯＬはよくありませんが、それに加えて、男性にとっては深刻な事態が待っています。手術で陰茎の神経と血管を犠牲にするため、ＥＤになり、射精ができなくなることです。神経と血管を温存する手術もおこなわれていますが、その場合も勃起できる可能性は5割程度といわれています。

近藤医師は以前、前立腺がん手術を受けて性機能障害に悩む50代の会社員から悩み相談を受けたそうです。この場合、男性にとって酷なのは、性機能を失ったからといって、性欲がなくなるわけではないことです。男性ホルモンが分泌されているかぎり、性欲はもちつづけることになります。

でも、勃起も射精もできない。つまり、性欲を解消することができないわけです。80歳を過ぎたお年寄りならともかく、50代でこの現実はなんともつらいとしか言いようがありません。

「どうやらこの方は、やり場のない怒りや苦しみを誰かに話したくて、僕の外来に来られたようです。性的不能に対して提案できることは何もなく、彼にとっても僕にとっても、つらい面談でした」

近藤医師はそう振り返っています。

How to Rejuvenate Yourself

47 コロナは「空気感染」が医師の常識

コロナ感染予防にマスクは無意味

新型コロナウイルスが広がってから、日本のマスメディアは、ひたすら「恐い恐い」報道を続けました。とりわけテレビ局の報道スタンスは呆れるほど画一的で、ワイドショーにいたっては、どの局も同じ時間帯に、同じ内容をひたすら流し続けていました。

この一糸乱れぬばかりの報道によって視聴者はコロナについて完全に思考停止状態になってしまったのではないかと危惧しています。もともと自分の頭で考えようとしない日本人ですが、一連のコロナ報道のせいでいっそう前頭葉を使わなくなったかもしれません。

だからこそ、私たちはこうしたコロナ報道に対して疑いの目をもち、「正しく恐れる」ことが大切だと思います。そこで、メディアが報じつづけた「コロナのウソ」について、いくつか述べてみましょう。

まずマスクの着用です。日本ではコロナが広まるやマスクをつけない人を見つけるのがむずかしいほどマスク着用が徹底されるようになりましたが、じつはマスクをしても感染予防にはなりません。なぜなら、コロナは空気感染するからです。コロナのウイルス粒子は一般のマスクなど容易に通り抜けるサイズですから、呼吸によってウイルスを吸い込んでしまうのです。

コロナの感染経路は当初、飛沫感染と接触感染だけで空気感染はしないといわれていました。しかしその後、デンマークでマスク着用グループとマスクなしグループに分けて比較試験をしたところ、両者の感染率に違いがないことが判明。同じころ、バスの車内で空気感染した事例を紹介した研究論文がアメリカの医学誌に掲載されて注目されています。

そうしたことから欧米ではコロナは空気感染すると考えられるようになったのに、日本では依然として空気感染しないと考えられています。空気感染するなら、飲食店のアクリル板やビニールカーテンの仕切りなども意味はありません。

そもそも、これまでは風邪であれインフルエンザであれ、罹《かか》った人が自分の意思でマスクをしていたのに、なぜ今回のコロナでは国民全員にそれを強制するのか。これは大きな疑問です。

「マスク依存症」はうつや引きこもりを助長する

これを書いている2023年1月中旬現在、日本におけるコロナの死亡者は累計で6万4111人ほどです。これは欧米とくらべてきわめて少ない数字ですが、日本ではコロナではない通常の肺炎でも毎年約10万人が亡くなっています。つまり、死者数をみると、コロナは他の病気と大差はないということですが、その一方で、こんなデータがあります。

厚労省によると、2021年7月17日から30日までの半月間でコロナで亡くなった人は157人。この同じ期間にコロナワクチン接種後の死亡例が170人にのぼっているのです。なお、2021年2月17日から翌2022年4月17日までに報告されたコロナワクチン接種後の死亡例は1549人であることがわかっています（第79回厚生科学審議会予防接種・ワクチン分科会副反応検討部会資料）。

しかもワクチン接種後に死亡した場合、医師が報告しないことも考えられるため、実際はこれよりも多い可能性があります。コロナの専門家は「ワクチン接種と死亡の因果関係は不明」としていますが、本当に恐いのはワクチンのほうかもしれないということです。

それと気の毒なのが高齢者です。コロナで亡くなる人の大多数が65歳以上ですが、高齢者にとっての敵はウイルスだけでなく、自粛生活が非常によくありません。つまり、家の中にこもりきりで体を動かさず、会話をする機会もない。若い人は少しくらい歩かなくても平気ですが、年をとると、しばらく歩かないでいると、すぐに歩けなくなってしまう。とくに基礎疾患のある高齢者は、コロナ自粛でかなり追い打ちを受けたと思います。

さらにマスク着用と自粛生活の長期化は、年代に関係なく精神的なマイナスをもたらしたはずです。

早くマスクから解放されたいという声が多い一方で、「マスク依存症」の問題も浮上しています。じつは、うつ病患者は他の患者よりもマスク着用率が高いといわれています。うつ病患者は自分の感情を他人に知られるのを嫌がり、他人の視線を恐いと感じる傾向がありますが、長期間のマスク着用は、うつや引きこもりを助長する可能性があるのです。

私自身は最初に述べたように空気感染するコロナにマスクは効果がないことから、日常生活では基本的にマスクをしていません。外出時も道を歩くときはノーマスクですが、どこかお店に入るときなどはマスクをつけるようにしています。それは、どこの建物であれ、その空間は誰かの所有物ですから、そこで来訪者にマスクの着用を求めている以上、それに従うのが筋だと思うからです。

でも、それ以外では意味のないマスクはしないし、過度に恐れる必要はない。それが私のコロナとの向き合い方になっています。

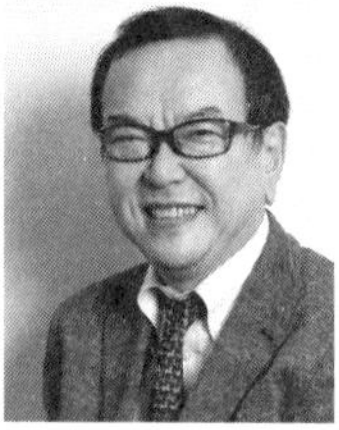

和田秀樹《わだひでき》

ルネクリニック東京院院長

1960年、大阪府生まれ。東京大学医学部卒業後、東京大学附属病院精神神経科助手、米国カール・メニンガー精神医学校国際フェロー、国際医療福祉大学赤坂心理学科教授などを経て現職。

1987年に『受験は要領』がベストセラーになって以来、受験勉強のオーソリティとして活躍。その後、心理学を活かした能力開発や老年精神医学をベースにした老化予防に取り組んでいる。主著『大人のための勉強法』『80歳の壁』

50歳《さい》からわけあって若返《わかがえ》りました

2023年3月14日　第1刷発行

著　者　和田秀樹《わだひでき》
発行者　鈴木章一
発行所　株式会社講談社
〒112-8001　東京都文京区音羽2-12-21
販売　TEL03-5395-3606
業務　TEL03-5395-3615
編　集　株式会社　講談社エディトリアル
代　表　堺　公江
〒112-0013　東京都文京区音羽1-17-18
護国寺SIAビル6F
編集部　TEL03-5319-2171
印刷所　半七写真印刷工業株式会社
製本所　株式会社国宝社

207p 21cm ISBN978-4-06-531125-7